Yoga para aliviar el dolor de espalda

Ejercicios suaves y efectivos
para mantener una espalda sana

Stella Weller

ONIRO

Título original: *The Yoga Back Book*
Publicado en inglés por Thorsons, a Division of HarperCollins Publishers Ltd.

Traducción de Miguel Portillo

Diseño de cubierta: Valerio Viano

Fotografía de cubierta: SuperStock S.L.

Text illustrations by Peter Cox Associates
Photography by Robin Matthews

Distribución exclusiva:
Ediciones Paidós Ibérica, S.A.
Mariano Cubí 92 - 08021 Barcelona - España
Editorial Paidós, S.A.I.C.F.
Defensa 599 - 1065 Buenos Aires - Argentina
Editorial Paidós Mexicana, S.A.
Rubén Darío 118, col. Moderna - 03510 México D.F. - México

© 2001 exclusivo de todas las ediciones en lengua española:
Ediciones Oniro, S.A.
Muntaner 261, 3.º 2.ª - 08021 Barcelona - España
(oniro@edicionesoniro.com - www.edicionesoniro.com)

ISBN: 84-95456-80-X
Depósito legal: B-33.659-2001

Impreso en Hurope, S.L.
Lima, 3 bis - 08030 Barcelona

Impreso en España - *Printed in Spain*

Índice

Agradecimientos

Son muchas las personas que han contribuido a esta versión revisada de *Yoga para aliviar el dolor de espalda*, y me gustaría darles las gracias a todas ellas.

Me siento especialmente agradecida a mi esposo, Walter, y a Samantha Grant, editora auxiliar para temas de salud de Thorsons. También quiero darles las gracias a Lara Burgess, Lizzy Gray, Lora Galloway, Gia Bettencourt-Gomes, Diana Harland, Jacqui Caulton y Gideon Reeve.

Introducción

Los problemas de espalda se han convertido en una plaga. Casi todos nosotros experimentaremos, en un momento u otro de nuestra vida, algún tipo de dolor de espalda o molestia, o un síntoma relacionado. Muchos de nosotros nos someteremos a tratamientos innecesarios e ineficaces o bien tendremos que abandonar actividades con las que disfrutamos. Además, los problemas de espalda resultan cada vez más costosos: son responsables de una elevada tasa de absentismo laboral y generan sufrimientos incalculables.

Y no obstante, según los expertos, el cuidado y manejo de nuestra espalda es esencialmente *nuestra propia* responsabilidad, y el autotratamiento de la lumbalgia y de otros problemas similares provoca resultados mejores y más duraderos, a largo plazo, que cualquier otra forma de terapia.

Durante casi cincuenta años he vivido una vida plena y muy productiva, a pesar de una notoria desviación lateral de la columna vertebral (escoliosis). Lo atribuyo, en gran medida, a la observancia y la práctica de ciertos principios sobre el cuidado de la espalda, que ahora comparto con usted en este libro. Están basados en la antigua sabiduría del yoga, un sistema de ejercicios suaves que se realizan con atención total, sincronizados con la respiración apropiada, y ejercicios mentales y de respiración que auspician la relajación y ayudan a controlar el estrés.

Yoga para aliviar el dolor de espalda

El yoga, que fue enormemente popular en las décadas de 1960 y 1970, está experimentando otra época de gran popularidad. Creo que se debe al desencanto de las personas respecto a las promesas incumplidas de muchos ejercicios de alta intensidad, tipo aeróbic, y del elevado potencial de algunos de ellos para provocar lesiones. El yoga es ideal para los millones de personas que sufren de dolor de espalda y de problemas relacionados. Sus movimientos suaves, la concentración y la respiración sincronizada que requiere hace que resulte imposible lesionarse, siempre y cuando se sigan las reglas. Un eminente especialista ortopedista ha escrito que, de hecho, como ejercicios controlados de estiramiento, el yoga no tiene rival, y que la disciplina mental y física que implica su práctica resulta insuperable. Otros autores de libros sobre cuidados de la espalda han dedicado capítulos enteros a ejercicios a los que se refieren como «parecidos al yoga», un reconocimiento del respeto con que consideran al propio yoga.

Este libro no sólo está dirigido a aquellos que padezcan problemas de espalda, sino también a esa privilegiada minoría que no los sufre y que desea continuar así. También puede convertirse en una útil referencia para los profesionales de la salud, como son médicos, enfermeras, fisioterapeutas e instructores de fitness. Pone el acento en la responsabilidad personal en el control de los problemas de espalda. También hace hincapié en la prevención, y proporciona herramientas para anticipar las dificultades y mantener la salud de la espalda y de las estructuras relacionadas. Esas herramientas incluyen información sobre cómo está constituida la columna vertebral, cómo utilizarla de manera inteligente y cómo cuidar de ella mediante el equilibrio sensible de ejercicios adecuados, la relajación y una alimentación saludable.

Más de 130 ilustraciones y fotografías complementan las claras instrucciones para realizar los ejercicios de manera correcta y segura. No sólo se incluyen ejercicios para la espalda, sino también para las piernas y el abdomen, cruciales para la salud de la espalda. Hay todo un capítulo dedicado a los principios del buen funcionamiento corporal, cuyo conocimiento es vital para la prevención de las lesiones de espalda. Otro capítulo se centra en las necesidades especiales de quienes padecen problemas como fatiga crónica y dificultades en las relaciones sexuales, a la vez que se ofrecen útiles consejos pre y postnatales para las mujeres embarazadas.

Hipócrates, considerado el padre de la medicina, enfatizaba la prevención y una atención que incluyese toda la persona a la hora de tratar la enfermedad. Una parte importante de dicho énfasis era la educación y alentar que los pacientes aceptasen la responsabilidad de ayudar al terapeuta en su propio cuidado. *Yoga para aliviar el dolor de espalda* hace justamente eso, y proporciona información e instrucciones para ayudar a poner en práctica sana y agradablemente dichos principios, a fin de conseguir los resultados deseados.

CAPÍTULO I

Lo básico sobre la espalda

Antes de ponerse a conducir un automóvil o utilizar una pieza de maquinaria, la gente suele familiarizarse con la forma en que funciona. Eso les permite manejarlos de manera inteligente y por tanto con seguridad. La columna vertebral humana, que tal vez cuente con un diseño más sofisticado que el de la mayoría de las máquinas, debe ser considerada de igual forma.

Una comprensión básica sobre cómo está estructurada es un primer y vital paso para adquirir y mantener una espalda libre de problemas. Este capítulo representa ese importante primer paso. Conceda unos cuantos minutos a su lectura, de principio a fin. El tiempo que invierte en hacerlo será recompensado; le permitirá empezar a cuidar de su espalda con sabiduría y comprensión.

Funciones y estructura

La columna vertebral sostiene la cabeza y alrededor del 90 % del peso del cuerpo humano en posición erecta. Está equilibrada mecánicamente para ajustarse a la tensión de la gravedad y para permitir los movimientos, así como para ayudar en la realización de dichos movimientos.

13

La columna vertebral previene las conmociones cerebrales y medulares durante las actividades físicas (al correr o saltar) gracias a sus curvaturas y discos intervertebrales, sobre los que más adelante se ofrecerá información adicional. Protege y alberga la médula espinal Proporciona un punto de unión a muchos músculos y conforma un poderoso límite trasero del cuerpo.

La columna vertebral está compuesta por 33 huesos con una almohadilla de cartílago (disco intervertebral) entre cada dos huesos (Fig. 1, Fig. 2 y Fig. 3). Este disco protege a las vértebras contra los golpes durante actividades físicas como correr, saltar o conducir por carreteras llenas de baches.

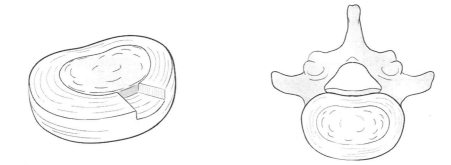

FIGURA I. DISCO INTERVERTEBRAL

Los discos

El disco cuenta con una coraza elástica compuesta por fibras entrecruzadas. En su interior (núcleo) hay una sustancia blanda con la consistencia de la gelatina. Las superficies superior e inferior del disco están formadas por una capa cartilaginosa denominada anillo lateral, que actúa como tamiz entre el disco y el hueso.

Los discos no reciben riego sanguíneo; para su nutrición dependen de un proceso de difusión a través de los anillos laterales. Cuando descansamos o dormimos, los discos succionan agua y otros nutrientes. Cuando nos movemos o hacemos ejercicio, la compresión constriñe los fluidos obligándolos a salir y expulsando los residuos. Por lo tanto, es muy importante mantener un equilibrio entre ejercicio y descanso a fin de mantener los discos intervertebrales en buena forma.

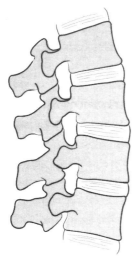

FIGURA 2. VÉRTEBRAS CON DISCOS INTERMEDIOS

Todas las personas experimentan cambios degenerativos en los discos. Entre los 20 y los 30 años tiene lugar el desarrollo máximo de los discos y por ello el contenido de agua también es máximo: de un 80 %. Esta cantidad va disminuyendo con la edad. No obstante, si se lleva una forma de vida sana, es posible evitar que los discos se sequen, y conservar un buen equilibrio entre fibra y fluido, incluso en edades avanzadas.

Cuerpos vertebrales

También puede imaginarse la columna vertebral como compuesta por un cierto número de cuerpos o unidades funcionales. Cada unidad (Fig. 2) consiste en dos segmentos: una parte anterior (frontal) que puede considerarse una estructura hidráulica, que soporta el peso y absorbe golpes, que comprende dos vértebras con un disco entre ambas, y una por-ción posterior (trasera) que podría imaginarse como un mecanismo de guía. Ésta incluye tres piezas protectoras de hueso: dos que se proyectan lateralmente y una posteriormente.

15

Podrá sentir esos «botones» si desciende con la mano por el centro de la espalda. Estas prominencias proporcionan un dispositivo de unión para ligamentos y músculos.

Además, la porción posterior de las vértebras cuenta con dos superficies superiores y dos inferiores denominadas facetas. Las facetas inferiores de una vértebra se deslizan junto con las de la vértebra inferior. Así pues, las facetas guían y limitan el movimiento de una vértebra en relación a las vértebras inmediatas.

Las apófisis (prominencias) articuladas posteriores de las vértebras forman un canal que aloja y protege la médula espinal. Se trata de un haz de fibras nerviosas que conectan el cerebro con todas las partes del cuerpo, y que transporta mensajes a/desde el cerebro.

A cada lado de la columna vertebral, entre cada dos vértebras, existen aberturas diminutas para permitir el paso de los nervios que se ramifican a partir de la médula espinal.

Ligamentos y músculos

Los ligamentos refuerzan las articulaciones formadas por las vértebras y los discos intervertebrales. Están compuestos por fuertes fascículos de tejido que discurren por detrás y delante de las articulaciones a lo largo de toda la longitud de la columna vertebral.

Los músculos de la espalda también proporcionan un refuerzo que ayuda a controlar el doblarse hacia adelante, que también facilitan, indirectamente, los músculos abdominales (vientre), que ofrecen un efecto de contrapeso y ayudan a evitar que nos doblemos hacia atrás más de la cuenta.

Vale la pena reparar en que aunque los músculos abdominales no están directamente unidos a la columna vertebral, su fuerza y tono es crucial para la salud general de la espalda.

Tejido conjuntivo

El espacio entre los huesos, tendones y músculos de la espalda está ocupado por un material denominado tejido conjuntivo. La mayoría de este relleno está compuesto de una sustancia proteínica llamada *colágeno*. De hecho, el colágeno compone alrededor del 30 % de las proteínas totales del cuerpo. Es una especie de «cemento» que mantiene unidas las células. Actúa como medio de transporte, llevando nutrientes desde la corriente sanguínea a músculos y ligamentos, conduciendo los residuos orgánicos al intestino y a la piel para su eliminación.

Las principales funciones del tejido conjuntivo en la espalda son: unir los tendones a los huesos y proteger músculos y ligamentos a fin de mantener su resistencia y fuerza; así como actuar como medio de transporte al llevar oxígeno y nutrientes a las estructuras vertebrales y retirar los residuos.

Curvaturas vertebrales

Utilizando ahora el ojo de la mente, intente ver la columna vertebral desde un costado (lateralmente). Reparará en las curvaturas (Fig. 3): en la región del cuello (cervical) hay una convexidad anterior (lordosis); en la región del pecho (torácica) existe una promi-

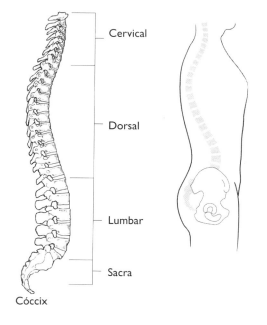

Cervical

Dorsal

Lumbar

Sacra

Cóccix

FIGURA 3. CURVATURAS VERTEBRALES

17

nencia dorsal (cifosis); a la altura de la cintura (zona lumbar), otro arco con convexidad anterior, y a nivel de las caderas (zona sacra), otro arco con prominencia dorsal. Estas curvaturas cortan transversalmente la línea vertical de la gravedad a fin de mantener un estado de equilibrio.

El anillo pélvico

La columna vertebral se halla en equilibrio sobre una base denominada pelvis o anillo pélvico (Fig. 4). Es la principal estructura humana transmisora de peso, uniendo la zona superior del cuerpo con las piernas. Consiste en el *sacro* en la parte de atrás, dos *huesos coxales* (huesos de la cadera) unidos a los *fémures* (huesos de los muslos). Todos ellos conforman cinco articulaciones: dos articulaciones *sacroilíacas* en la base de la columna vertebral; dos articulaciones en las caderas con las que los coxales empalman con las piernas, y la *sínfisis del pubis*, donde se unen los dos coxales.

Una característica fundamental del anillo pélvico es el fuerte sostén que ofrecen los ligamentos, que resulta de gran importancia para poder aguantar peso.

Mientras se está de pie o sentado, los ligamentos de las articulaciones sacroilíacas

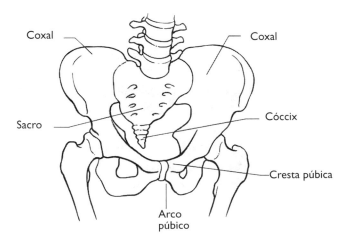

FIGURA 4. EL ANILLO PÉLVICO

permanecen un tanto flojos. Sin embargo, cuando se debe soportar algún peso, la presión viene ejercida hacia abajo a través de la columna vertebral, haciendo que los ligamentos sacroilíacos se tensen. Esta tensión altera la posición de la pelvis, que pasa de ser una estructura suelta o neutra a convertirse en un elemento básico para obtener mayor estabilidad.

Una segunda característica importante de la pelvis es que su grado de inclinación determina la calidad de las curvaturas de la columna vertebral. Cualquier cambio en el ángulo de la zona sacra de la pelvis influirá en las curvaturas de la columna, determinando la postura. Si la pelvis se halla en una posición equilibrada, las curvaturas vertebrales se hallarán proporcionalmente equilibradas y la postura será buena. No obstante, si la pelvis se halla inclinada de forma anormal provocará una mala postura y por lo tanto la espalda será vulnerable a cualquier lesión o dolencia.

Una buena postura y unos movimientos suaves y rítmicos requieren una buena coordinación entre nervios y músculos, buena flexibilidad de los tejidos y un funcionamiento adecuado de todas las articulaciones implicadas.

Soportes musculares

Los principales músculos de la espalda son los siguientes:

Los músculos *erectores de la espina dorsal* conforman dos columnas, una a cada lado de la propia columna vertebral. Permiten extender la columna vertebral y mantener el tronco erecto.

El *dorsal ancho* es un músculo plano que reposa sobre la parte inferior del pecho y la región lumbar (entre las costillas y los huesos coxales). Tira del hueso superior del brazo (húmero) hacia abajo y hacia atrás, y permite girar el brazo hacia adentro.

Los *músculos glúteos*, que conforman las nalgas, elevan el tronco de una postura encorvada a otra erecta. También participan en los movimientos de las piernas.

Los *músculos flexores* conectan las apófisis transversales de la columna vertebral (las protuberancias óseas mencionadas en la sección «Unidades vertebrales»), cruzan la pelvis y se unen a los fémures justo por debajo de las caderas. Son muy importantes a la hora de mantener una postura erguida.

Los *músculos laterales* están situados entre la caja torácica y la pelvis. Se extienden desde las costillas inferiores hasta las caderas y piernas.

Soportes secundarios

Los músculos que conforman un soporte secundario de la columna vertebral son: los *cuadríceps* (de los muslos), que descienden por la cara anterior de los muslos y se insertan en las rótulas, y que permiten estirar las rodillas; y los *tendones de la corva*, localizados en la cara posterior de los muslos, que parten de la pelvis y se insertan en los huesos de la parte inferior de las piernas (tibia y peroné). Los tendones de la corva flexionan las rodillas y extienden los muslos. Ambos conjuntos de músculos —cuadríceps y tendones de la corva— contribuyen a la inclinación o el equilibrio de la pelvis y por tanto son importantes para mantener una buena postura.

Los músculos abdominales, en los que profundizaremos en el capítulo seis, se extienden básicamente desde el esternón a la sínfisis del pubis, a cada lado de la línea media del cuerpo. Aunque delgados, estos músculos ofrecen un sostén muy importante a la columna vertebral. Operan a distancia y proporcionan una cierta fuerza de apalanque.

CAPÍTULO 2

Movimientos corporales

Los patrones posturales vienen influenciados no sólo por la forma de vida sino también por factores genéticos y de entorno. Sin un esfuerzo consciente y constante, las posturas defectuosas pueden convertirse en permanentes.

No existe algo denominado «postura ideal», pues las personas tienen todo tipo de formas y tamaños. La postura ideal para usted es aquella en la que la espalda está sometida a la mínima tensión y en la que se mantienen las curvaturas normales de forma grácil.

La clave para una buena postura es un buen estado físico. Si mantiene los músculos en buena forma, tiene muchas posibilidades de adquirir la postura correcta propia, sobre todo si lo complementa con un estado mental y emocional equilibrado. Ésa es la esencia del enfoque del yoga.

La doctora Bess Mensendieck, una escultora convertida en médico, ha señalado que la postura correcta —y la liberación del dolor debido a posturas defectuosas—, sólo puede adquirirse cuando se utilizan todos los músculos de acuerdo con sus funciones anatómicas y con las leyes de la mecánica corporal. Ha ido más allá diciendo que el ejercicio principal necesario para alcanzar dichos estados es la práctica de hábitos posturales correctos durante las actividades cotidianas. Ninguna sesión diaria a base de media hora de ejercicios podrá proporcionar una buena postura si los músculos, las articulaciones y las estructuras relacionadas no se utilizan de forma adecuada el resto del tiempo.

Una columna vertebral bien alineada cuando estamos de pie o sentados impone una tensión mínima a la espalda. También es prerrequisito importante para el funcionamiento armónico del sistema nervioso, engoznado en la espina dorsal y la médula espinal, y para la libre expansión del pecho a fin de respirar de forma adecuada. Si podemos mantener un equilibrio físico natural mientras estamos sentados o de pie, minimizaremos la tensión sobre los músculos de la espalda y facilitaremos la distribución armoniosa del peso corporal a lo largo de las 132 articulaciones de la columna vertebral.

En resumen, su postura viene determinada por la manera en que mantiene cada parte del cuerpo, de la cabeza a los pies. Su postura afecta a la respiración, y por supuesto a la salud en general —tanto física como emocional— y a la imagen que presenta al mundo.

A fin de aliviar el estrés de la espina dorsal, es necesario mantener constantemente una curvatura lumbar natural, y un buen equilibrio y flexibilidad. La curvatura lumbar natural se mantiene a través de la inclinación pélvica (que se obtiene apretando los músculos abdominales y glúteos). La postura distribuye el peso de manera compensada a través de la columna vertebral, permitiendo que los fuertes músculos de las piernas sostengan el peso.

Ahora que cuenta con una comprensión básica de la estructura y función de la columna vertebral, podrá apreciar rápidamente los principios de la buena mecánica funcional del cuerpo que siguen a continuación y la importancia de mantener las curvaturas vertebrales normales.

Sentarse

Adoptar una buena postura al sentarse sitúa a la pelvis en posición neutral, es decir, ni inclinada hacia adelante, ni hacia atrás (recuerde que la postura se controla principalmente desde la pelvis).

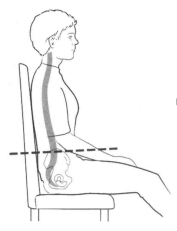

FIGURA 5. BUENA POSTURA SENTADA

FIGURA 6. MALA POSTURA SENTADA

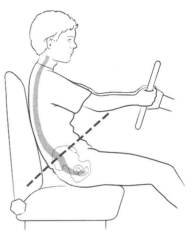

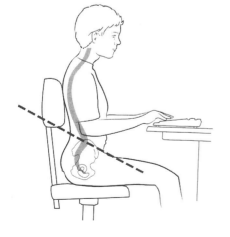

FIGURA 7. MALA POSTURA SENTADA

La espina dorsal debe sostenerse gracias a su curvatura natural. La altura del asiento debe permitir colocar las rodillas a la altura —o más altas— que las caderas (Fig. 5).

Las Figuras 6 y 7 son ejemplos de malas posturas sentadas. En la Fig. 6 la pelvis se inclina hacia atrás. Eso hace que la curvatura natural lumbar se achate, violentando los ligamentos y provocando dolor.

En la Fig. 7, la pelvis está inclinada hacia adelante, distorsionando lo que podría ser una buena postura de forma muy parecida a como lo hace estar demasiado tiempo de pie. Eso también puede provocar tensión y dolor de espalda.

LA POSTURA FÁCIL

Una forma excelente de sentarse es adoptando *La postura fácil* (Fig. 8). Proporciona una base estable, ayuda a mantener la columna vertebral erecta de una manera natural y facilita la relajación de los músculos de la espalda. Pone en juego los músculos sartorios, o del sastre, que atraviesan transversalmente los muslos, desde la cara delantera de los huesos de la cadera (coxales) hasta la tibia. Son músculos que se utilizan al flexionar las piernas y doblarlas hacia adentro.

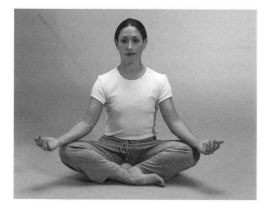

FIGURA 8. LA POSTURA FÁCIL

Así se realiza la *La postura fácil*.

1. Siéntese con las piernas estiradas por delante.
2. Flexione una pierna y coloque el pie bajo el muslo de la pierna contraria.
3. Flexione la otra pierna y coloque el pie bajo la otra pierna.
4. Descanse las palmas de las manos, vueltas hacia arriba, sobre cada una de las rodillas respectivas, o bien una sobre la otra, en el regazo.
5. Mantenga esta postura mientras le resulte cómoda, respirando de manera regular, y manteniendo el cuerpo relajado.

Nota

No se desanime si las rodillas no tocan la superficie sobre la que se haya sentado. Poco a poco irá adquiriendo flexibilidad en las articulaciones y elasticidad en los ligamentos.

LA POSTURA SENTADA JAPONESA

Ésta es otra posición que fomenta una buena postura sentada (Fig. 9).

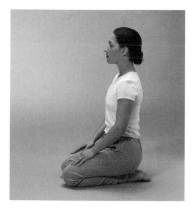

FIGURA 9. POSTURA SENTADA JAPONESA

25

1. Arrodíllese con las piernas juntas y el cuerpo erecto pero no rígido. Permita que la punta de sus pies apunte hacia atrás.
2. Agáchese hasta que esté sentado sobre los talones. Descanse las palmas de las manos sobre los muslos. Siéntese derecho y respire de manera regular. Manténgase tan relajado como le sea posible.

Nota

Si al principio las piernas no pueden soportar el peso del cuerpo, coloque un cojín entre las nalgas y los tobillos, y mantenga esta postura durante un corto espacio de tiempo. Según vaya adquiriendo flexibilidad en rodillas y tobillos, y su cuerpo adquiera elasticidad, podrá adoptar esta postura durante períodos de tiempo más largos.

Acuclillarse

Una cuarta parte de la raza humana alivia de peso los pies acuclillándose. Millones de personas en África, Asia y Latinoamérica utilizan la postura acuclillada para trabajar y descansar.

Acuclillarse reduce cualquier curvatura exagerada de la zona lumbar, aliviando la tensión en los músculos y ligamentos dorsales. Reduce la presión sobre los discos de la columna vertebral. Como resultado de ello, la espalda se ve reforzada y relajada, y disminuyen las molestias de espalda. Acuclillarse es, además, una manera excelente de reforzar tobillos y pies.

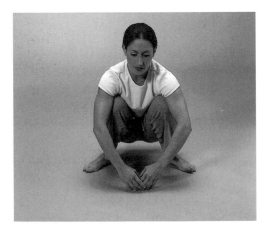

FIGURA 10. ACUCLILLARSE

EN CUCLILLAS

1. Permanezca de pie, con los pies y piernas cómodamente separados. Distribuya el peso de forma pareja entre ambos pies. Respire de forma regular

2. Flexione lentamente las rodillas, agachándose hasta que tenga las nalgas a la altura de los tobillos. Relaje los brazos para descansarlos al máximo (Fig. 10). Mantenga la postura mientras le resulte cómoda. Respire pausadamente.

3. Regrese a la postura inicial. Descanse.

Nota

Si tiene venas varicosas le convendría practicar la versión dinámica de la postura *En cuclillas* que sigue a continuación, en lugar de permanecer en cuclillas durante un período de tiempo.

EN CUCLILLAS - VERSIÓN DINÁMICA

1. Permanezca de pie, con los pies cómodamente separados y los brazos a los lados. Inspire y levante los brazos a la altura de los hombros a la vez que se pone de puntillas.

2. Espire y poco a poco vaya bajando los brazos; agáchese al mismo tiempo, como si fuese a sentarse en los talones (Figura 10).

3. Sin mantener la postura, vuelva a ponerse en pie de puntillas. Repita la secuencia arriba y abajo en lenta sucesión tantas veces como desee. Después, relájese.

Esta versión de la postura *En cuclillas* proporciona un suave y terapéutico masaje a las piernas y estimula la circulación de la sangre.

Sentarse para prevenir el dolor de espalda

- Sentarse provoca presión sobre los discos intervertebrales. Si debe permanecer mucho tiempo sentado, tómese descansos y practique ejercicios de estiramiento y relajación. Más adelante, en este mismo capítulo, se ofrecen dos ejemplos.
- Asegúrese de que el asiento que normalmente utiliza esté bien diseñado. Debería poder ajustarse totalmente a sus necesidades, además de sujetarle la espalda y las piernas con comodidad. Ha de estar a una altura que le permita trabajar sin tener que estirar los brazos hacia adelante a la altura de los hombros. Debe ser lo suficiente mullido y ser firme a la vez. Tal vez fuese buena idea contar con un escritorio o una mesa de trabajo ligeramente inclinada hacia usted, de manera que no tenga que inclinar y doblar la cabeza y el cuello hacia abajo.
- **Coloque** los objetos de su escritorio de manera que no tenga que estar continuamente torciendo el tronco.
- **No** sujete el auricular del teléfono entre la oreja y el hombro, pues esa postura fomenta la tensión cervical y dorsal.
- **Descanse** los brazos sobre reposabrazos siempre que sea posible.
- **Piense** en utilizar un suplemento lumbar, que es un apoyo especialmente diseñado para la región lumbar. Utilícelo para leer, escribir, ver la televisión o mientras conduce, para contrarrestar cualquier tendencia a adoptar una postura caída. Para este menester es mejor no utilizar un cojín normal de manera permanente, sino sólo en caso de urgencia.

Hacer un paréntesis

Hacer un paréntesis es ideal para aliviar la tensión de espalda durante sesiones en las que ha de permanecer largo tiempo sentado. Levántese del asiento y practique ejercicios que contrarresten la tendencia a inclinarse hacia adelante inherente a la mayoría de actividades sedentarias.

Practique ejercicios de cuello y hombros como los que aparecen descritos en el capítulo cuatro. Practique también la versión de pie de la *Postura del bastón* (capítulo cuatro, página 74), que es una manera excelente de estirar el cuerpo.

Además, puede realizar los dos ejercicios siguientes. Modifíquelos para que se adapten a sus necesidades o circunstancias.

POSTURA DE BROCHE

1. Siéntese sobre los talones adoptando la *Postura sentada japonesa* (*ver* Fig. 9). Respire de manera regular.

2. Pase la mano *derecha* por encima del hombro *derecho*. Trate de conseguir que el codo señale hacia el techo en lugar de hacia delante, y que el brazo esté cerca de la oreja.

3. Con la mano izquierda intente llegar a la espalda por debajo, entrelazando los dedos con los de la mano derecha. Mantenga una postura erecta a lo largo de todo el ejercicio y siga respirando (Fig. 11).

4. Permanezca en esta postura mientras le resulte cómoda. *No* contenga la respiración.

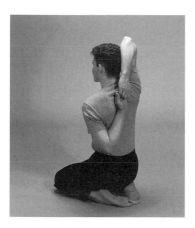

5. Regrese a la postura inicial. Relájese. Encójase de hombros unas cuantas veces, o bien hágalos girar.

6. Repita el ejercicio, invirtiendo la postura de brazos y manos, para que ahora sea el codo izquierdo el que apunte hacia el techo.

FIGURA 11. POSTURA DE BROCHE

VARIACIONES

- Puede practicar la Postura de broche estando de pie, o sentado en un taburete o banco, o bien en el suelo con las piernas cruzadas.
- Si las manos no pueden tocarse entre sí utilice un pañuelo u otro objeto adecuado como extensión: pase un extremo por encima del hombro y con la otra mano búsquelo por la espalda. Tire de él hacia arriba con la mano superior y hacia abajo con la mano inferior.

EXPANDIR EL PECHO

1. Permanezca en pie, con los pies cómodamente separados y los brazos a los lados. Respire con naturalidad.
2. Inspire y levante los brazos por los costados hasta la altura de los hombros; gire las palmas hacia abajo.
3. Espire y baje los brazos. Balancéelos por detrás de usted y entrelace los dedos de las manos entre sí. Mantenga una postura erecta natural y siga respirando con naturalidad.

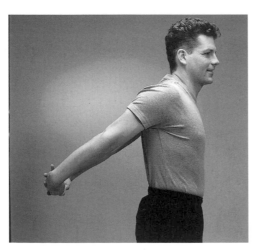

4. Con los dedos todavía entrelazados, estire y levante los brazos hasta una altura que le resulte cómoda mientras inspira (Fig. 12). Recuerde seguir manteniendo una postura erecta y respirar con naturalidad.
5. Mantenga esta postura mientras le resulte cómoda. **No** contenga la respiración.
6. Descienda los brazos poco a poco, abra los dedos y relájese. Puede encogerse de hombros o rotarlos unas cuantas veces.

FIGURA 12. EXPANDIR EL PECHO

VARIACIONES

- Practique *Expandir el pecho* en cualquier posición sentada que le resulte cómoda.
- Tras completar el ejercicio básico de *Expandir el pecho*, dóblese poco a poco hacia adelante, manteniendo la espalda recta y doblándose a la altura de la articulación de la cadera en lugar de por la cintura. Siga empujando los brazos hacia arriba. Relaje el cuello. Mantenga la inclinación hacia adelante durante un corto espacio de tiempo, para a continuación, lenta y cuidadosamente, retomar la postura inicial. Relájese (¿se acuerda de seguir respirando con naturalidad?).

De pie

Cuando hablamos de buena postura, por lo general hacemos referencia a una postura fláccida. A fin de corregirla puede que desarrollemos una tendencia a adoptar una postura demasiado rígida, y como resultado de ello podemos crear tensión en los músculos y restringir la respiración.

En una postura de pie correcta, la barbilla está algo metida hacia dentro, la cabeza hacia arriba (con la coronilla como punto más elevado), la espalda erecta y la pelvis recta (en postura neutra). La caja torácica está plena y redondeada para permitir una ventilación adecuada de los pulmones y para evitar presión en los órganos internos (Fig. 13).

En una postura forzada (Fig. 14), la pelvis está inclinada hacia adelante, aumentando las curvaturas de la columna vertebral y provocando un sobreesfuerzo en articulaciones y ligamentos. La barbilla está salida y arqueada. Ése es el tipo más común de mala postura estando de pie.

Aunque se permanezca correctamente de pie, existe una tremenda presión sobre los discos lumbares (unos 27 kg por cm^2 en el tercer disco lumbar). Por ello, es conveniente evitar estar de pie siempre que se pueda estar sentado, andando o en cuclillas. Cuando deba permanecer de pie, descanse un pie sobre un apoyo conveniente, como puede ser una barra metálica, una caja, un escabel o bien sobre un estante bajo el mostrador.

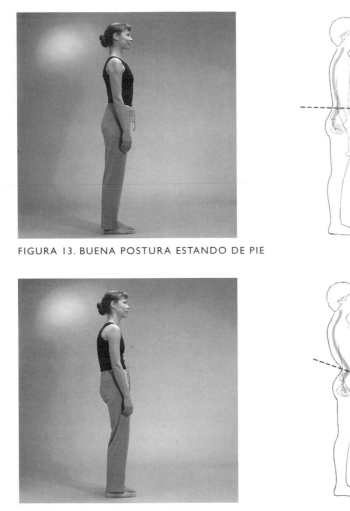

FIGURA 13. BUENA POSTURA ESTANDO DE PIE

FIGURA 14. MALA POSTURA ESTANDO DE PIE

Caminar

Permanezca erecto para reducir la tensión. Relaje los hombros. Deje caer los omóplatos. Apriete los músculos abdominales y los glúteos para que le resulte más fácil meter hacia dentro el trasero. Distribuya el peso corporal de forma equilibrada entre ambos pies. Respire con naturalidad. Balancee los brazos sin esfuerzo. Mueva las piernas a partir de las articulaciones de la cadera. Practique *Respiración diafragmática* (*ver* capítulo ocho, página 153) durante parte de la caminata.

Intente lo siguiente al subir escaleras: deposite toda la planta del pie sobre el escalón en lugar de la puntera. Eso ejercitará su tobillo ayudándole a conservar la energía hasta acabar de subir las escaleras.

Tenderse en el suelo

Cuando se tienda en el suelo deberá liberar la columna vertebral de todo el peso corporal que le sea posible. Eso reduce la compresión de los discos. Experimente con las posturas yacentes a fin de hallar las que le resulten más adecuadas.

Tiéndase bien sobre la espalda (postura supina) o de costado. Evite hacerlo sobre el abdomen (boca abajo), ya que eso provocaría una tensión innecesaria sobre la región lumbar. No obstante, cuando deba estar tendido boca abajo, coloque un cojín o almohadón pequeño bajo las caderas. Eso evitará un arqueamiento exagerado de la columna vertebral y reducirá tensión en los músculos dorsales.

En la postura supina puede doblar las rodillas y descansar las plantas de los pies sobre la superficie en la que repose. También puede experimentar colocando un cojín o almohadón grande bajo las rodillas flexionadas (Fig. 15). Ésa es una postura muy relajada para la espalda, recomendada por muchos especialistas.

A veces yo me tiendo en una postura parecida, pero con las rodillas juntas y flexionadas, descansando las plantas de los pies en el suelo, sofá o cama, con los pies separados una distancia similar a la existente entre las caderas. Me resulta una postura más fácil de mantener durante más tiempo que si tuviese las rodillas separadas.

Para contrarrestar la tensión en el cuello provocada por mirar demasiado hacia abajo, trate de enrollar una toalla, como si fuese una salchicha, y colocársela bajo el cuello cuando esté tendido en el suelo, durante una media hora más o menos. También puede colocar la toalla enrollada como si fuese un collar para evitar que la cabeza ruede hacia un lado.

Piense también en utilizar un almohadón de pluma o miraguano, que se amoldará

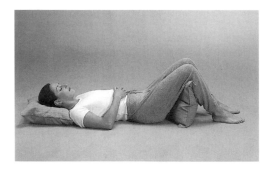

FIGURA 15. BUENA POSTURA TENDIDO EN EL SUELO

al contorno de la cabeza y el cuello a la vez que proporciona sostén y favorece la relajación. Por el contrario, una almohada de espuma tiende a producir cierta tensión en el cuello.

El colchón deberá ser firme y cómodo a la vez, de manera que el cuerpo pueda contornearse sin combarse ni hundirse.

Cuando se encuentre estirado de costado, coloque un pequeño cojín o almohadón entre las rodillas para evitar que las caderas giren y que la columna vertebral se tuerza. Ambas piernas, o sólo la que ocupa la posición superior, deberían estar flexionadas para obtener el máximo confort (Fig. 16).

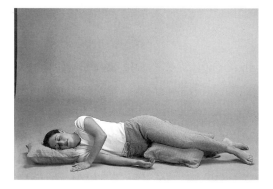

FIGURA 16. BUENA POSTURA ESTANDO TENDIDO

Incorporarse

No se incorpore nunca de golpe. Evite ponerse en pie forzando el vientre y la región lumbar desde una postura supina. En lugar de ello, póngase de costado, flexione las rodillas, acérquelas al pecho y utilice las manos para ayudar a incorporarse desde la cadera (Fig. 17).

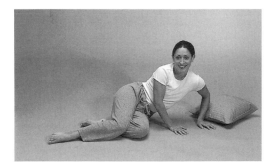

FIGURA 17. INCORPORARSE DE MANERA ADECUADA

Vaya girando el cuerpo poco a poco hasta que se quede sentado sobre las nalgas, para después ponerse en pie lentamente. Respire con naturalidad para ayudarse a concentrarse en lo que hace.

Cargar peso

Al llevar cualquier peso —las compras, por ejemplo, viniendo del mercado— divídalos en dos partes de peso parecido y lleve una a cada lado. También puede pedir que le ayude alguien o bien utilizar un carrito.

Utilice carritos para transportar el equipaje, o bien maletas que tengan ruedas. Lleve maletas pequeñas que pueda transportar en cada mano en lugar de luchar con una única y enorme maleta. Empuje los carritos en lugar de tirar de ellos para evitar cualquier tirón de espalda.

Mantenga una buena postura en toda ocasión y compruebe que *no* está conteniendo la respiración. Acuérdese de respirar con naturalidad.

Manipular cargas (agacharse y levantarse)

Una manera poco adecuada de agacharse y a continuación volver a ponerse en pie es uno de los casos más frecuentes de lumbalgia.

Protegerá la espalda cuando levante el objeto que quiera tomar utilizando ambas manos para evitar que el cuerpo se vea obligado a adoptar una mala postura inclinado hacia delante y también para evitar las luxaciones. Mantendrá el equilibrio y la flexibilidad colocando los pies separados a la distancia adecuada y doblando las rodillas. Esta postura permite que el cuerpo se mueva como una unidad, y que el peso pueda ser repartido entre una y otra pierna.

Para evitar someter la espalda a una tensión innecesaria y para prevenir lesiones, observe los siguientes pasos cuando manipule cargas agachándose y levantándose:

1. Mantenga la espalda erecta pero no necesariamente vertical. Doble las piernas y agáchese como si fuese a sentarse en cuclillas.
2. Para obtener un buen equilibrio, separe los pies a una distancia similar a la existente entre sus hombros, poniendo uno por delante del otro. El pie adelantado debe apoyarse en la planta, y el de atrás, sobre la puntera. La rodilla no deberá llegar a tocar el suelo (Fig. 18).
3. Tome con seguridad el objeto que quiera levantar. Acérqueselo. Mantenga los brazos cerca del cuerpo.
4. Incorpórese lentamente, con atención, permitiendo que los poderosos músculos de las piernas hagan el trabajo por usted. Mantenga una buena postura. Respire con naturalidad.

Evitar peligros

Éstos son algunos consejos para ayudar a prevenir lesiones de espalda mientras se agacha para levantar algo:

• Prepare el escenario y el equipo. Convierta su zona de trabajo en un lugar seguro eliminando el desorden, o bien percatándose de cualquier irregularidad del terreno. Asegúrese de que cuenta con el espacio necesario para moverse.
• Vista ropa cómoda que le permita facilidad de movimientos, y con la que no se enrede o le cause cualquier otra molestia.

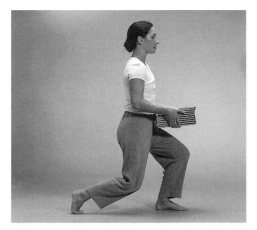 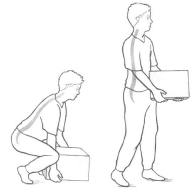

FIGURA 18. BUENA POSTURA PAR AGACHARSE

• Prepare su postura: separe los pies adoptando una postura como si fuese a echar a andar. Flexione las rodillas. Estire los músculos abdominales. Mantenga una inclinación pélvica neutra (*ver* Fig. 13) Utilice ambas manos. Sostenga el objeto cerca del cuerpo.
• Antes de levantar un objeto, asegúrese de que lo puede sostener bien; utilice alguna ayuda si fuese necesario, como pulpos elásticos, cuerdas o un elevador mecánico.
• Concéntrese en lo que hace (*ver* el capítulo ocho para ejercicios de concentración, páginas 149-151). Respire con naturalidad.

Alcanzar algo

Evite forzar la espalda tratando de llegar a algo que está más allá del alcance de su mano. Para poder tomar algo que se halla en una estantería alta, ayúdese de una escala estable o de un mueble macizo para poder llegar fácilmente al objeto. Si se siente inseguro, agárrese a algo con una mano.

Concéntrese al ascender el peldaño y al bajarlo. Respirar con naturalidad le ayudará a poner la atención en lo que hace.

Pasar el aspirador, el mocho, utilizar una pala, etc.

Si su equipo es lo suficientemente ligero, intente utilizar una técnica de empuje (Fig. 19) que ejercitará las articulaciones y músculos de caderas y piernas. Recuerde que tanto unas como otras son apoyos secundarios de la espalda (*ver* capítulo uno, página 20) que contribuyen a la salud de la columna vertebral.

Recuerde que debe mantener la espalda erecta y respirar con naturalidad.

Si utiliza una pala para apartar tierra o nieve, colóquese frente a la zona que va a excavar y apunte en esa dirección con el pie que tenga adelantado. Mantenga los brazos cerca del cuerpo. Con el pie de atrás señale hacia el lugar en que depositará las paladas y realice el giro hacia el pie de atrás desde la cadera (en lugar de desde la cintura).

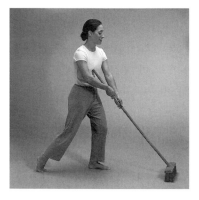

FIGURA 19. EMPUJE

Atrapar al vuelo

Evite tratar de atrapar al vuelo objetos que caigan. Sus músculos necesitan tiempo para contraerse suficientemente para proteger las articulaciones, ligamentos y discos de la columna vertebral. Si tienen que contraerse repentinamente, sin la suficiente antelación, puede que no sean capaces de coordinarse adecuadamente y que la fuerza puesta en marcha acabe causando algún daño. También pudiera resbalar y caerse.

En síntesis

Tanto si está sentado, de pie o andando, tendido en el suelo o se incorpora, dobla, trata de alcanzar, levantar o cargar con algo, la clave para una buena postura radica en mantener las curvaturas naturales de la columna vertebral. Cualquier postura, gesto, acción o movimiento que altere dichas curvaturas cuenta con el potencial de estresar las estructuras vertebrales, debilitarlas, producir incomodidad o dolor y vulnerar la espalda frente a las lesiones.

A fin de mantener las curvaturas naturales de la columna vertebral necesita tonificar los músculos dorsales, abdominales y de las piernas, y evitar el exceso de peso. También deberá equilibrar la práctica regular de ejercicio con descanso y relajación.

El ejercicio no sólo es necesario para los trabajadores sedentarios. También lo es para aquellos con ocupaciones que implican esfuerzo físico, ya que puede que utilicen unos músculos en perjuicio de otros. Unos ejercicios adecuados, realizados regularmente, ayudan a estirar músculos atrofiados que pueden contribuir a mejorar la postura. El ejercicio ayuda a que las articulaciones se mantengan flexibles y por tanto corran menos riesgos de lesionarse. En este libro aparecen ejemplos de dichos ejercicios.

Recuerde, por favor, que deberá *consultar con su médico* antes de empezar a practicar tanto estos ejercicios como cualesquiera otros. Pregunte si le *convienen* y si son compatibles con el tratamiento que pudiera estar siguiendo.

CAPÍTULO 3

Dieta para una espalda sana

Para seguir con vida y funcionar de manera óptima, todos los tejidos vivos necesitan oxígeno y nutrientes. El flujo a través del que se distribuyen dichas sustancias también debe gozar de buena salud. Si el suministro de sangre se ve reducido a causa de espasmos musculares o una mala postura, por ejemplo, disminuirá la cantidad de nutrientes aportados a esas zonas afectadas del cuerpo y su función se verá deteriorada.

Es vital que lo que comamos aporte al cuerpo las materias primas necesarias para mantener sanos y en perfecto estado la columna vertebral, los discos intervertebrales, los músculos, los tejidos conjuntivos y otros componentes del sistema. Los nutrientes aportados por una dieta adecuada y completa son procesados por el sistema digestivo y transportados a todas las células y tejidos a través de la circulación sanguínea.

Este capítulo no pretende ofrecer otra dieta de moda. Simplemente pone el acento sobre los nutrientes de importancia crucial para la estructura y las funciones de la columna vertebral y sus apéndices. Sugiere fuentes de las que obtener dichos nutrientes y alerta acerca de sustancias perjudiciales. Aunque sólo me he centrado en unos cuantos, vale la pena recordar que *todos* los nutrientes trabajan juntos y que ninguno de ellos puede considerarse una panacea por sí solo.

Si tiene pensado ingerir suplementos alimenticios, lo más conveniente sería consultar con un endocrinólogo, nutricionista o con un profesional de la salud cualificado para ofrecer consejo.

Vitaminas

VITAMINA A

Esta vitamina liposoluble tiene un efecto depredador sobre los *radicales libres,* unas sustancias que son subproductos proteínicos, de carbohidratos y metabólicos. Son considerados como «moléculas perjudiciales» que juegan un papel en el envejecimiento y en el desarrollo del cáncer. Por ello, la vitamina A es un nutriente que ofrece una elevada protección.

La vitamina A favorece el crecimiento de huesos fuertes y protege el revestimiento de las articulaciones contra la inflamación. También mejora el proceso de reparación de huesos y tejido conjuntivo.

La vitamina A aumenta la permeabilidad de los vasos capilares (pequeños vasos sanguíneos) que transportan oxígeno y otros nutrientes vitales a las células del cuerpo (la permeabilidad capilar tiene lugar cuando la pared capilar permite el paso de la sangre a las células y tejidos intersticiales y viceversa. Cuanto más permeables son las paredes capilares, mejor es el suministro de oxígeno repartido a las células).

Además, la vitamina A, combinada con la E, facilita la oxigenación de las células.

Entre las mejores fuentes de vitamina A están: las verduras frescas, en especial las muy verdes y amarillas, como brécoles, zanahorias, hojas de diente de león, col rizada, perejil, espinacas, calabacines, boniatos y hojas de nabo, así como frutas frescas tipo albaricoques, melones cantalupos, cerezas, mangos, papayas y melocotones. También puede obtenerse vitamina A de la leche, los lácteos y los aceites de hígado de pescado.

LAS VITAMINAS B

Llamadas «las vitaminas de los nervios», este complejo consiste en más de veinte vitaminas esenciales para mantener un sistema nervioso sano y para contrarrestar los perjudiciales efectos del estrés. Las vitaminas B afectan al sistema inmunitario, que nos protege de las infecciones y de otras formas de enfermedad.

Todas las vitaminas trabajan juntas y por ello lo mejor es obtenerlas como complejo. Incluyen la tiamina (B_1), riboflavina (B_2), niacina (B_3), pirodixina (B_6) —que ayuda a fortalecer el colágeno y a aumentar la resistencia al dolor—, el ácido fólico (B_9) —que actúa como analgésico (alivio del dolor)— y la cianocobalamina (B_{12}).

Las vitaminas B pueden obtenerse de la levadura de cerveza, huevos, fruta fresca, verduras de hoja verde, hígado, leche, frutos con cáscara, legumbres (garbanzos, judías y lentejas), semillas, germen de trigo y cereales integrales.

VITAMINA C

Esta vitamina hidrosoluble es necesaria para la salud de los tejidos, para facilitar los procesos curativos y reforzar la resistencia frente a las enfermedades. Debe suministrarse diariamente ya que el cuerpo no la almacena.

La vitamina C es esencial para la formación y el mantenimiento del colágeno, el resistente material que mantiene juntas las células. Tal como se señaló en el capítulo uno (página 16), gran parte del tejido conjuntivo protector de la espalda está compuesto de colágeno, que a su vez está en gran parte compuesto de proteína. El tejido conjuntivo juega un importante papel en el transporte de nutrientes a diversas estructuras (como huesos, tendones y músculos) y en la eliminación de rediduos.

La vitamina C también contribuye al aprovechamiento del oxígeno y al mantenimiento de un riego sanguíneo saludable. Además, es una vitamina antiestrés y, al igual que las vitaminas A y E, un antioxidante que ayuda a retardar los destructivos efectos del oxígeno y otras sustancias.

Las mejores fuentes de vitamina C incluyen: fruta fresca como limones, naranjas, mandarinas, pomelos, kiwis, moras, melones cantalupos, cerezas, bayas de saúco, grosellas, guayabas, melones dulces, limas, papayas, escaramujos (las bayas de semillas de las rosas salvajes), fresas; verduras frescas como las coles, hojas de diente de león, pimientos verdes y rojos, colinabos, mostaza, berros y hojas de nabo.

VITAMINA D

Este nutriente es necesario para ayudar a absorber el calcio desde el intestino delgado, así como para la asimilación del fósforo. La acción de la luz solar sobre los aceites de la piel fomenta su formación, siendo absorbido de nuevo por el cuerpo a través de la piel. El hígado, el bazo, el cerebro y los huesos almacenan unas significativas reservas de vitamina D.

Probablemente la fuente más segura de este nutriente es la leche enriquecida con vitamina D. Otras fuentes incluyen: mantequilla, huevos, pescado azul (como caballa y salmón, con la piel) y aceites de hígado de pescado.

Algunas hortalizas y verduras contienen precursores (sustancias que preceden a otras) conocidos como ergosteroles. El perejil es especialmente rico en ellos.

VITAMINA E

Considerada como un nutriente antiestrés, la vitamina E también es un antioxidante. Además, cuenta con propiedades como paliativo del dolor y ayuda a mejorar el riego sanguíneo.

La vitamina E desempeña un importante papel en la absorción y acumulación de vitamina A y protege frente a las influencias del entorno como pudieran ser la radiación, que pueden destruir ciertos nutrientes.

Entre las buenas fuentes de vitamina E están: las almendras y otros frutos con cáscara (preferiblemente extraídos frescos del interior de la misma), brécol, coles de Bruselas, huevos, fruta fresca, verduras de hoja verde, legumbres, semillas, aceites vegetales no refinados, germen de trigo y cereales integrales.

VITAMINA K

Conocida como «la vitamina de la sangre», este nutriente facilita una adecuada coagulación de la sangre y ayuda a prevenir el sangrado excesivo. Es necesaria para la producción de la proteína matriz sobre la que se deposita el calcio para formar los huesos (una matriz es la sustancia básica a partir de la que algo se desarrolla o crea).

Además, la vitamina K es necesaria para la producción de osteocalcina, que ayuda a que el calcio cristalice en los huesos, acelerando la sanación de fracturas y estimulando el crecimiento de los huesos. También es valiosa a la hora de prevenir la osteoporosis.

Una dieta variada e integral proporciona la suficiente vitamina K para las necesidades normales. Entre las fuentes ricas en este nutriente están: brotes de alfalfa, leche de vaca, yema de huevo, aceites de hígado de pescado, verduras de hoja verde y el alga quelpo (más conocida por su nombre japonés: *kombu*). Otras fuentes de vitamina K son los aceites de girasol, soja, y de otros cereales y granos sin refinar.

La vitamina K también es sintetizada en el intestino por bacterias benéficas.

Minerales

BORO

El boro ayuda a almacenar el calcio en el cuerpo. También parece ser necesario en la activación de la vitamina D y de ciertas hormonas, como los estrógenos, importantes para prevenir la pérdida de masa ósea en las mujeres durante el proceso de envejecimiento.

La manera más segura de incrementar el aporte de este mineral es incluir en la dieta alimentos ricos en boro. Entre ellos: la fruta fresca y las verduras como los brotes de alfalfa, col, lechuga, guisantes, judías verdes, manzanas y uvas. Otras fuentes de boro son: almendras, dátiles, frutos secos, avellanas, cacahuetes, ciruelas, uvas pasas y habas de soja.

CALCIO

El calcio es el elemento dominante en los huesos humanos. El cuerpo de un adulto sano contiene alrededor de 1,4 kg de calcio.

Cada día se pierde calcio a través de la orina y los excrementos. Si no se reemplaza dicha pérdida, los huesos acaban resintiéndose con el tiempo.

El calcio también es esencial para el buen tono de los músculos esqueléticos (los que recubren la estructura ósea corporal). También es necesario para el funcionamiento adecuado de los tejidos nerviosos y para una buena coagulación de la sangre.

Se sabe que el calcio alivia los calambres musculares y facilita un sueño profundo, que a veces resulta esquivo para quienes sufren de dolor de espalda.

Entre los alimentos ricos en calcio están: melazas, algarroba en polvo, cítricos, alubias secas, higos secos, pescado, verduras de hoja verde (como la col china o el repollo), leche y lácteos, cacahuetes, sardinas, semillas de sésamo, habas de soja y sus productos secundarios como el tofu (cuajada de soja), semillas de girasol, nueces y berros.

LECHE Y LÁCTEOS

Desde el punto de vista de la salud ósea, la leche cuenta con varios puntos a su favor:

• Normalmente contiene vitamina D, que ayuda a que el cuerpo absorba el calcio.
• Cuenta con la proporción ideal (dos a uno) de calcio y fósforo.
• Es rica en lactasa, la enzima necesaria para digerir el azúcar de la leche.

Si le preocupa la ingestión de grasas, lo mejor es intentarlo con las siguientes leches: descremada o semidescremada; leche en polvo descremada; leche evaporada descremada, yogur descremado y suero de leche (a menos que siga una dieta baja en sodio).

INTOLERANCIA A LA LACTOSA

Algunas personas no pueden tolerar la leche, el queso u otros productos lácteos a causa de la intolerancia a la lactosa (el azúcar de la leche). Si ése fuese su caso, sepa que existen ciertos productos en el mercado (en tiendas de dietética) que cuando se añaden a la leche, acaban con la lactosa, convirtiendo la leche en aceptable para el sistema digestivo.

SUPLEMENTOS

Los suplementos de calcio, disponibles en farmacias y tiendas de productos dietéticos, pueden ser una respuesta parcial para todos aquellos que no toman las cantidades suficientes de este mineral en su dieta. Estos suplementos incluyen: productos de carbonato de calcio, lactato de calcio y gluconato de calcio.

Consulte con su médico acerca de cuál sería el suplemento de calcio *más conveniente*. Para aumentar la ingesta de calcio:

- Consuma higos como tentempiés. Un higo contiene unos 23 mg de calcio (tenga en cuenta que los higos tienen un elevado aporte de calorías).
- Utilice queso parmesano rayado o picadas de almendras con el brécol salteado.
- Utilice yogur como base para salsas y remates.
- Añada tofu a la lasaña y a otros platos a base de salteados.
- Añada almendras o pedazos de queso a la ensalada.
- Utilice leche en lugar de sucedáneos o cremas de leche en el té y el café.

BATIDO RICO EN CALCIO

Ésta es una receta rica en calcio, vitamina D, flúor y otros nutrientes que refuerzan los huesos. Es fácil de preparar y las cantidades son las adecuadas para una persona.

Ponga en un turmix (o equivalente) una taza de leche fría, descremada, y enriquecida con vitamina D. Añada una cucharada sopera de leche descremada en polvo, una cucharadita de miel sin pasteurizar, unas gotas de extracto de vainilla y unas cuantas fresas (lávelas y quítelas los rabos). En lugar de fresas también puede utilizar melocotones, pelados y troceados, o cualquier otra fruta de su elección.

Mezcle los ingredientes durante unos segundos o hasta que obtenga un batido de consistencia suave y espumoso.

OSTEOPOROSIS

La osteoporosis, o porosidad de los huesos, es una enfermedad caracterizada por la pérdida de masa ósea y por un deterioro de los huesos. Provoca fragilidad ósea y un aumento de la vulnerabilidad frente a las fracturas, sobre todo de la columna vertebral, la cadera y las muñecas.

Como la pérdida de masa ósea suele tener lugar sin síntomas, la osteoporosis suele denominarse «la enfermedad silenciosa». Nadie se da cuenta de que padece dicha condición hasta que sus huesos se debilitan tanto que cualquier sacudida, esfuerzo o caída provoca una fractura ósea.

Entre los factores que aumentan la posibilidad de padecer osteoporosis están: tener una estructura delgada o pequeña; ser de edad avanzada; la postmenopausia; padecer anorexia o bulimia nerviosa; una dieta baja en calcio, vitamina D y otros nutrientes esenciales; la falta de ejercicio regular, fumar y un consumo excesivo de alcohol.

Entre las medidas recomendadas para prevenir la osteoporosis están:

• Una dieta adecuada, rica en calcio, vitamina D y otros nutrientes esenciales, y baja en alimentos refinados y de elaboración industrial.
• Masticar bien la comida, para facilitar una digestión y asimilación adecuadas de los nutrientes.
• Un estilo de vida saludable, sin fumar y con un consumo limitado de alcohol y cafeína.

- Evitar el uso de antiácidos que contengan aluminio. Tienden a lixiviar el calcio de los huesos y hacer que el cuerpo lo excrete.
- La práctica regular de ejercicio, sobre todo que implique tomar conciencia del propio peso, como andar, correr, bailar y jugar al tenis.

CINC

El cinc es un componente vital del sistema inmunitario que nos protege de las enfermedades. Está implicado en la nutrición de los tejidos y su reparación, y acelera el proceso de curación de las heridas.

El cinc es esencial para el correcto funcionamiento de más de 70 sistemas de enzimas y también es necesario para la asimilación de las vitaminas del complejo B.

Además, el cinc desempeña un papel en el mantenimiento de la salud ósea. Aumenta las acciones bioquímicas de la vitamina D, relacionada con la absorción del calcio y la prevención de la osteoporosis.

Está demostrado que en los países industrializados existe deficiencia de cinc: el azúcar y las harinas refinadas reducen la ingesta de este mineral. Los ancianos probablemente se enfrenten a una deficiencia de cinc debido tanto a que su ingesta es insuficiente como a que su capacidad de abosorber nutrientes tiende a disminuir con la vejez.

Entre los alimentos ricos en cinc están: levadura de cerveza, queso, huevos, habas, judías, champiñones, leche en polvo descremada, frutos con cáscara, aves, legumbres, semillas de calabaza, habas de soja, pipas de girasol, germen de trigo y productos integrales.

COBRE

El cobre ayuda al funcionamiento adecuado de los nervios, cerebro y tejido conjuntivo. También es esencial para la salud de la sangre y el aprovechamiento de la vitamina C.

Si consume regularmente hortalizas de hoja verde y productos a base de cereales integrales, es improbable que sufra deficiencia de cobre. Otras buenas fuentes de este nutriente son los frutos con cáscara, riñón, hígado, ciruelas, legumbres, mariscos y semillas.

FLÚOR

Hace mucho tiempo que se sabe que el flúor tiene un efecto sobre los huesos. Existen estudios epidemiológicos que han demostrado un aumento de la densidad ósea en personas que habitan en zonas con una alta concentración de flúor en el agua potable, comparado con aquellas que viven en zonas con bajas concentraciones. El flúor opera conjuntamente con el calcio para reforzar los huesos.

Puede hallarse flúor orgánico en almendras, hojas de remolacha, zanahorias, ajos, hortalizas verdes, leche, copos de avena y pipas de girasol. También suele estar presente en aguas duras naturales.

FÓSFORO

El fósforo es necesario para contar con unos buenos huesos y un sistema nervioso saludable. Muchas personas obtienen gran cantidad de este mineral que abunda en las carnes y los refrescos. Pero los nutricionistas muestran ciertas reservas ante dietas que proporcionen mucho más fósforo que calcio, ya que eso facilita la pérdida de masa ósea. No obstante, lo más conveniente es consumir más alimentos ricos en calcio y menos carnes rojas. Entre las fuentes recomendables de fósforo están: maíz, frutos secos, yema de huevo, productos lácteos descremados, frutos con cáscara, legumbres, semillas y cereales integrales.

MAGNESIO

El 50 % del magnesio del cuerpo está en los huesos.

El magnesio es necesario para el metabolismo del calcio, fósforo, potasio, sodio y la vitamina C, así como para la síntesis de las proteínas. También es esencial para una óptima función muscular y nerviosa.

Algunos preparados multivitamínicos y de minerales contienen magnesio y calcio en la proporción adecuada, es decir, la mitad de magnesio que de calcio.

Entre las mejores fuentes de este mineral están: brotes de alfalfa, almendras, plátanos, manzanas, hortalizas de color verde oscuro y otras verduras, higos, pomelos, limones, frutos con cáscara, naranjas, guisantes, patatas, semillas, habas de soja y maíz.

MANGANESO

Las concentraciones más elevadas de manganeso del cuerpo humano se hallan en los huesos y las glándulas endocrinas. Son varios los estudios que demuestran que este mineral desempeña un importante papel en la salud ósea. Cualquiera interesado en prevenir la osteoporosis debería realizar un esfuerzo consciente para consumir las cantidades adecuadas de manganeso.

El manganeso también es esencial para la correcta asimilación de la vitamina C y del complejo de vitaminas B, así como para la síntesis del cartílago.

Alimentos ricos en manganeso son: remolacha, arroz integral y salvado de arroz, yema de huevo, hortalizas de hoja verde, carnes, frutos con cáscara, algas, semillas y cereales integrales.

SILICIO

El silicio es un nutriente esencial que puede obtenerse continuamente de fuentes alimenticias. Desempeña un importante papel en muchas funciones corporales y guarda una relación directa con la absorción de minerales.

Los huesos están formados por calcio, magnesio y fósforo, pero también contienen silicio. El silicio es esencial tanto para la dureza como para la flexibilidad de los huesos, y es el responsable de depositar los minerales, especialmente el calcio, en los huesos.

Además, el silicio acelera la curación de fracturas y facilita una buena cicatrización. El silicio contribuye al reforzamiento del tejido conectivo, y su deficiencia provoca el debilitamiento de dicho tejido.

Junto con la práctica regular de ejercicio, no puede excluirse la administración de suplementos de silicio para aliviar el dolor y el envejecimiento de las articulaciones, y a fin de disminuir ciertas molestias intestinales que pueden relacionarse con la lumbalgia. La dosis recomendada es de un suplemento de dos a cuatro tabletas de silicio o de silicio vegetal biológico, con las comidas. Pero primero consulte con su médico, su naturópata o cualquier otro profesional de la salud cualificado.

El equiseto *(Equisetum arvense)*, más conocido como cola de caballo, es una flor perenne que crece silvestre en las zonas templadas. Es una fuente rica en silicio orgánico, del que deriva el silicio vegetal. El extracto acuoso del silicio vegetal proveniente del equiseto es 100 % hidrosoluble y por tanto puede ser absorbido totalmente por el cuerpo.

Una advertencia: El equiseto terrestre *no* es adecuado para este propósito, ya que puede resultar abrasivo para el intestino.

Entre los alimentos ricos en silicio están: cebada, arroz integral, maíz, avena, mijo, centeno, pipas de girasol y trigo integral; frutas frescas como manzanas, cerezas, peras, fresas; y verduras como espárragos, apio, hortalizas de hoja verde, tupinambos, coles, lechugas, cebollas, perejil, patatas, remolachas y pimientos rojos y verdes.

Otros nutrientes

AGUA

Aunque normalmente no se considera un nutriente, el agua es la sustancia más importante que consumimos. Es el principal constituyente de los fluidos corporales. También es el medio por el que se transportan los nutrientes hacia las células y mediante el que se retiran los residuos del cuerpo. Es un lubricante y un amortiguador de golpes. Es esencial para mantener la humedad en los discos intervertebrales, que protegen las vértebras. Es necesaria para una buena digestión de los alimentos y para regular la temperatura del cuerpo. Además es muy útil para prevenir la deshidratación y el estreñimiento.

Nuestros huesos contienen alrededor del 22 % de agua, y los discos intervertebrales, alrededor del 80 %, y por ello es muy importante para la salud de la columna vertebral realizar un consumo diario adecuado de agua. Lo ideal es ingerir de ocho a diez vasos diarios.

Todos los líquidos proporcionan agua, pero algunas de las mejores fuentes son: zumos sin azúcar, bebidas sin cafeína ni teína, como las infusiones, y el agua mineral.

PROTEÍNAS

Las proteínas conforman la estructura básica de todas las células y su deficiencia puede provocar pérdida de masa y tono muscular y óseo.

La proteína también es esencial para la síntesis del colágeno, que es la materia básica ósea. El cuerpo puede crear algunos elementos esenciales (aminoácidos), pero otros deben provenir de las proteínas de la dieta.

No obstante, las dietas muy proteínicas pueden causar una pérdida de calcio superior a la normal a través de la orina y los excrementos. La osteoporosis, por ejemplo, es más común en zonas del mundo con una dieta alta en proteínas. Un exceso de proteínas también aumenta la necesidad de otros nutrientes, como las vitaminas B.

Existen dos tipos de proteínas. El primero —proteínas completas— se obtiene sobre todo de alimentos de origen animal, como los huevos, productos lácteos, carnes, aves y marisco. Contienen el equilibrio adecuado de los ocho aminoácidos esenciales. El otro tipo —proteínas incompletas— carece de algunos aminoácidos esenciales pero, en ciertas combinaciones, puede llegar a ser completo. Es el tipo que se halla en los cereales, las legumbres y las semillas. Ejemplos de combinaciones para completarlas son: arroz y legumbres, maíz y judías, pan integral y judías en salsa de tomate.

HIDRATOS DE CARBONO

Los complejos naturales de hidratos de carbono, tal y como los proporcionan los panes y pastas de cereales integrales, la fruta fresca, el maíz y otras verduras frescas, son ricos en nutrientes. El estómago los libera más lentamente que los hidratos de carbono obtenidos de alimentos refinados como la harina blanca, el arroz blanco y el azúcar refinado.

Los complejos de hidratos de carbono proporcionan masa, que calma el apetito y neutraliza el estreñimiento, que a veces contribuye a la lumbalgia. Además, los complejos de hidratos de carbono ayudan a mantener una buena figura y por tanto se oponen a la obesidad y el exceso de peso, dos condiciones vinculadas con los problemas de espalda.

- Para desayunar, pruebe con gachas o cereales altos en fibra y bajos en calorías. Añada un plátano triturado o cortado en rodajas, o cualquier otra fruta de su elección, o bien uvas pasas. También como parte del desayuno podría añadir un par de rebanadas de pan tostado integral, pero intente no pasarse con la mantequilla o la margarina.
- Como tentempié, consuma croissants, panes nórdicos crujientes, molletes, fruta fresca, verdura fresca o cereales integrales de desayuno.
- A la hora de almorzar, coma un nutritivo bocadillo de pan inglés integral o bien una patata cocida recubierta con algo bajo en grasas (como judías con tomate), pasta, arroz integral o algún tipo de cereal integral.
- Para cenar, prepare algo de arroz integral, pasta y verduras como parte principal de la comida.
- La fruta fresca es mejor de postre.
- Asegúrese de no añadir demasiada grasa de ningún tipo a la comida. Los complejos de hidratos de carbono contienen menos de la mitad de calorías o grasas. Por ello no es probable que añadan peso, a menos que se consuman en exceso o con demasiada grasa.

GRASAS

Las grasas son necesarias en la dieta cotidiana para proporcionar energía, conservar el calor corporal y ayudar a las células a funcionar con normalidad. La grasa protege y nutre los órganos vitales y realiza funciones de medio de transporte para las vitaminas liposolubles (A, D, E y K).

Entre las mejores fuentes de grasas están: un consumo moderado de aceite de oliva virgen, aceite de linaza, aceite de sésamo y de girasol sin refinar, la mantequilla biológica y los aceites de pescado. Todos ellos ayudan al cuerpo a retener la vitamina D y a evitar que el calcio sea expulsado a través de la orina. Otras buenas fuentes de grasas son el queso, los huevos, la leche, los frutos con cáscara y las semillas.

NUTRIENTES ANTAGÓNICOS

Los nutrientes antagónicos son los que actúan contra las propiedades saludables de las vitaminas, minerales y otros nutrientes proporcionadas por los alimentos que se consumen.

- El consumo regular de ácido acetilsalicílico (aspirina) aumenta la necesidad de vitamina C.
- La píldora anticonceptiva, que puede actuar contra las vitaminas del complejo B y el cinc.
- Aceites rancios y otros alimentos rancios, que pueden destruir la vitamina E del cuerpo.
- Algunos laxantes comerciales, si se utilizan de manera regular, ya que pueden provocar deficiencias de vitamina C y del complejo de vitaminas B.
- El uso regular de antiácidos, que pueden dificultar la absorción de nutrientes.
- Fumar, que destruye la vitamina C y las vitaminas B, y reduce el suministro vital de oxígeno a los tejidos.
- El consumo elevado de alcohol, que es antagónico respecto a diversas vitaminas y minerales esenciales para el cuerpo. También contribuye al aumento de peso ya que suministra calorías suplementarias.

- Demasiada sal (sodio), que se ha relacionado con presión alta.
- Demasiada cafeína, que fomenta la deshidratación y roba al cuerpo ciertos nutrientes esenciales como el calcio.
- Dietas proteínicas, que lixivizan el calcio y otros nutrientes del cuerpo.

En pocas palabras: una dieta para una espalda sana

- Consuma alimentos diversos ricos en nutrientes como los mencionados en este capítulo. Evite los alimentos demasiado procesados que carezcan de los nutrientes que facilitan una buena salud.
- Evite las dietas proteínicas.
- Reduzca el consumo de alimentos ricos en grasas o en sal.
- Elija hidratos de carbono complejos en lugar de simples.
- Reduzca el consumo de cafeína y alcohol.
- Beba mucha agua.
- Tenga en cuenta los nutrientes antagónicos (*ver* página 55).
- Coma despacio para ayudar a la digestión y facilitar la absorción de nutrientes. No coma más de la cuenta.
- Compre con prudencia: base sus comidas en frutas y verduras frescas y en productos integrales. Guarde y cocine sus compras de manera que conserven todos sus nutrientes.

CAPÍTULO 4

Calentamiento y tranquilizarse

Los expertos están de acuerdo en que para la prevención de los problemas de espalda y para tener una columna vertebral sana, es esencial la práctica de ejercicio regular y apropiado. Sin embargo, antes de iniciar los ejercicios, también es esencial un buen calentamiento.

Los ejercicios de calentamiento preparan los músculos del corazón de cara a la práctica de ejercicio. Estiran los músculos esqueléticos, que recubren la estructura ósea del cuerpo, y ayudan a reducir la rigidez. Mejoran la flexibilidad, aumentan la temperatura corporal y facilitan la circulación de la sangre y la linfa. Ayudan a prevenir tirones y esfuerzo muscular una vez que se empiezan a practicar los ejercicios principales.

Los ejercicios de calentamiento que siguen a continuación han sido seleccionados porque son simples y efectivos para preparar el cuerpo. Algunos de ellos también son muy útiles para aliviar la tensión. Previenen la acumulación de tensiones, que puede provocar dolores y molestias. Estos ejercicios de calentamiento pueden incorporarse fácilmente a las rutinas cotidianas. Por ejemplo, los ejercicios de cuello, hombros y tobillos pueden realizarse durante descansos tras prolongadas sesiones frente a un ordenador, escritorio o máquina, o en las áreas de descanso durante largos viajes en coche. El ejercicio *Balancear y rodar* (*ver* página 65) se puede hacer al llegar a casa tras el trabajo, antes de emprender las tareas nocturnas. Trate de integrar estos y otros ejercicios parecidos en sus actividades cotidianas.

Antes de empezar

Antes de empezar a practicar estos ejercicios de calentamiento o los que aparecen en el capítulo cinco, consulte con su médico o con un especialista en el cuidado de la salud. Pida un examen de su condición física y consejo acerca de los ejercicios que aparecen en este libro.

Una vez que cuente con permiso para realizarlos tendrá la confianza de que son adecuados para usted y compatibles con cualquier tratamiento que pudiera estar siguiendo. Esto es especialmente importante si acaba de ser operado, si padece osteoporosis, artritis o un problema vertebral, o si está embarazada.

Si sufre de espondilólisis o espondilolistesis, evite las posturas en que deba inclinarse hacia delante, que en realidad pueden agravar los síntomas relacionados con las vértebras dañadas (la espondilólisis es la fractura de una vértebra, y la espondilolistesis es el deslizamiento hacia delante de una vértebra).

Deberá adoptar las mismas precauciones en caso de osteoporosis, porque la fuerza de la flexión (inclinarse hacia delante) provoca tensión en la parte delantera de las unidades vertebrales (las partes de las vértebras en forma de bloque, situadas en la parte delantera del espinazo), pudiendo provocar fracturas. Quienes padezcan fracturas vertebrales también deberán evitar dichos ejercicios de flexión.

Estudie por favor los capítulos uno y dos antes de practicar estos ejercicios. Modifique los ejercicios si lo considera necesario, a fin de que se ajusten a sus necesidades personales, y deje de practicarlos a la primera señal de incomodidad o dolor.

Además de todo ello es conveniente que consulte con su consejero en temas de salud si experimenta cualquier agravamiento de los síntomas, como dolor, náuseas, debilidad o entumecimiento al empezar a practicar dichos ejercicios.

Instrucciones generales

Las siguientes instrucciones no sólo hacen referencia a los ejercicios que aparecen en el presente capítulo, sino también al resto de ejercicios de este libro.

Practique todos los ejercicios con atención y de manera sincronizada con la respiración, que deberá ser natural. Si se realizan así, no es probable que deba esforzarse más de la cuenta o que se perjudique, obteniendo, por el contrario, el máximo beneficio de ellos.

Cuándo practicar

Intente practicar a diario, pero si no le resulta posible, practique en días alternos a fin de no perder los beneficios obtenidos en la sesión previa. También es mejor practicar cada día, aunque sean sólo diez minutos, que hacerlo una hora un único día a la semana. Trate de realizar los ejercicios aproximadamente a la misma hora cada día, o en días alternos, a fin de crear y mantener un buen hábito.

Practicar por las mañanas ayuda a reducir la tirantez que puede darse tras muchas horas estirado en la cama y también proporciona energía para hacer frente a las tareas cotidianas. Practicar por la noche produce una saludable fatiga y facilita un buen sueño. No obstante, si la práctica nocturna le resulta demasiado estimulante, intente encajar los ejercicios en el momento del día que le parezca más conveniente y beneficioso.

Varios de los ejercicios, como el calentamiento de cuello, hombros y tobillos, y muchos de los ejercicios de respiración del capítulo ocho pueden practicarse en momentos libres a lo largo del día a fin de prevenir la acumulación de tensión. Por ejemplo, puede estirar los músculos abdominales mediante una espiración cuando esté de pie en un ascensor o sentado en una sala de espera. Puede rotar los tobillos mientras ve la televisión, con los pies levantados. Puede comprobar cuál es su postura al pasar frente a un espejo o a la luna de un escaparate. Puede realizar ejercicios de respiración mientras conduce o hace cola, o incluso en reuniones y fiestas.

Si tiene pensado ejercitarse por la mañana, cuando los niveles de azúcar son bajos, puede beber un vaso de zumo o comer algo ligero, como una rebanada de pan integral, en lugar de iniciar la sesión de ejercicios con el estómago vacío.

Seguridad y comodidad

Antes de empezar con los ejercicios, deshágase de cualquier objeto que pudiera causar molestias o lesiones, como gafas y joyas o relojes. Lleve ropa cómoda y suelta que le permita respirar y moverse con libertad. Si se ejercita durante descansos en el trabajo, suéltese el cuello de la camisa, el cinturón y la corbata o el lazo. Practique descalzo siempre que pueda, siempre que le resulte seguro hacerlo.

Antes de iniciar los ejercicios, vacíe la vejiga y, si es posible, los intestinos. Tome un baño o ducha tibios (no caliente) —si fuese conveniente o deseable— para contrarrestar cualquier rigidez que pudiera experimentar. Enjuáguese o lávese la boca y los conductos nasales.

Dónde practicar

Para realizar sus ejercicios elija un lugar en el que no sea interrumpido durante su práctica. Por ejemplo, puede hacer el calentamiento de cuello y hombros en el interior de un coche aparcado frente a su lugar de trabajo sin llamar la atención. Asegúrese de que exista una buena ventilación y que la iluminación sea suave.

Practique sobre una superficie lisa, alfombrada, enmoquetada o provista de una estera que no resbale. Practique al aire libre siempre que pueda, en un porche o césped, por ejemplo. En las instrucciones de los ejercicios me referiré a esta superficie como a la «estera».

Cómo practicar

Las palabras clave para guiarse en su práctica son «lentamente» y «conscientemente». Mantenga la atención en cada uno de sus movimientos según los va realizando y sincronícelos con una respiración natural. Eso asegura el correcto suministro de oxígeno a los músculos que participan y ayuda a eliminar sustancias que provocan fatiga. **No** contenga la respiración. Descanse brevemente tras haber completado cada ejercicio a fin de prevenir la rigidez y la acumulación de fatiga. Al final de la sesión de ejercicios, asegúrese de tranquilizarse (ver la sección al respecto al final de este capítulo).

Cuando practique los ejercicios por primera vez no se desanime si el cuerpo no responde de inmediato como usted imaginaba. Sea paciente y persevere. No fuerce ninguna postura. Con la práctica regular, obtendrá buenos resultados en un tiempo sorprendentemente corto.

Ejercicios de calentamiento

EL CUELLO

Los siguientes ejercicios, realizados lenta y conscientemente, sincronizados con una respiración natural, son estupendos para mantener la zona cervical de la columna vertebral (cuello) flexible y sana.

Girar la cabeza
1. Siéntese o póngase en pie cómodamente, con la coronilla mirando hacia arriba. Relaje la mandíbula, los hombros, los brazos y las manos. Respire por la nariz con naturalidad.
2. Gire la cabeza a la derecha lenta y suavemente, tanto como pueda, sin forzar (Fig. 20).
3. Gire la cabeza a la izquierda lenta y suavemente, tanto como pueda, sin forzar (Fig. 21).
4. Gire la cabeza hasta mirar de frente.
5. Repita el ejercicio varias veces. Descanse.

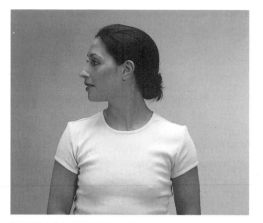

FIGURA 20. GIRAR LA CABEZA A LA IZQUIERDA

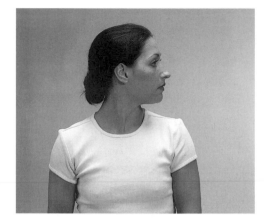

FIGURA 21. GIRAR LA CABEZA A LA DERECHA

De la oreja al hombro

Siéntese cómodamente. Cierre los ojos o déjelos abiertos. Mantenga relajados los hombros, brazos y manos. Respire con naturalidad a lo largo de todo el ejercicio. Incline la cabeza hacia un lado, como si fuese a tocarse el hombro con la oreja (Fig. 22).

Enderece la cabeza. A continuación, inclínela hacia el hombro contrario. Enderece de nuevo. Repita el ejercicio varias veces en suave sucesión.

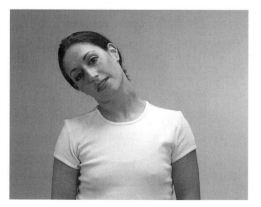

FIGURA 22. DE LA OREJA AL HOMBRO

LOS HOMBROS

Los siguientes ejercicios de hombros refuerzan los efectos de los ejercicios de cuello precedentes, a la vez que tratan la región dorsal.

Encogerse de hombros

Siéntese con la espalda erecta, sin rigideces. Mantenga la cabeza inmóvil y los ojos abiertos o cerrados. Respire con naturalidad a lo largo de todo el ejercicio.

Suba los hombros (encójalos) como si fuese a tocarse las orejas con ellos (Fig. 23). Mantenga la postura encogida brevemente (*no* contenga la respiración), y luego relaje los hombros. Repita el ejercicio varias veces.

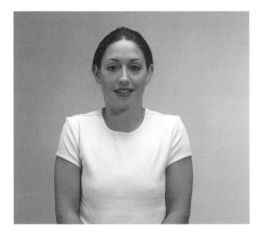

FIGURA 23. ENCOGERSE DE HOMBROS

Rotación

Siéntese cómodamente, adoptando una postura erecta. Mantenga la cabeza inmóvil y los ojos abiertos o cerrados. Respire con naturalidad a lo largo de todo el ejercicio.

Desplace los hombros hacia abajo y hacia atrás, juntando los omóplatos. Empuje los hombros hacia adelante y arriba, luego hacia atrás y abajo para completar una rotación.

Repita la rotación varias veces en suave sucesión, y luego repita las rotaciones en dirección inversa.

TORSIÓN EN EL SUELO

Éste es un ejercicio de torsión beneficioso para los músculos abdominales y para la región lumbar de la espalda.

1. Tiéndase sobre la espalda colocando los brazos a los lados, a la altura de los hombros. Respire con naturalidad.
2. Flexione las piernas, primero una y luego la otra, de manera que la planta de los pies repose plana sobre la estera.
3. Acerque las rodillas flexionadas hacia el pecho.
4. Manteniendo los hombros y brazos en contacto con la estera, *lenta, suave y pausadamente* incline las rodillas flexionadas hacia un lado a la vez que espira. Puede dejar la cabeza inmóvil o bien girarla hacia el lado opuesto en que están las rodillas (Fig. 24).
5. Inspire y devuelva las rodillas al centro.
6. Espire e incline las rodillas hacia el otro lado, manteniendo la cabeza quieta o torciéndola hacia el lado contrario en que están las rodillas, como prefiera. Asegúrese de que tiene los hombros en contacto con la estera.
7. Repita la inclinación de rodillas de lado a lado, varias veces, en suave y lenta sucesión.
8. Estírese y descanse.

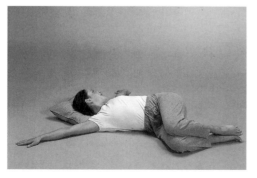

FIGURA 24. TORSIÓN EN EL SUELO

Tras trabajar la zona del tronco, ahora estará listo para calentar las articulaciones de la cadera y las piernas. Un ejercicio excelente para tal fin es *La mariposa*, que hallará en el capítulo siete, Figs. 97-98, páginas 124-125.

LOS TOBILLOS

Rotación

Siéntese donde pueda mover los pies con facilidad. Observe una buena postura. Respire con naturalidad. Rote los tobillos formando lentos y suaves círculos (Fig. 25). Repita las rotaciones en dirección opuesta.

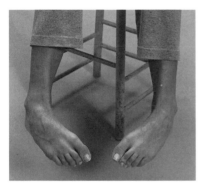

FIGURA 25. ROTACIÓN DE TOBILLOS

Balancear y rodar

Éste es un excelente ejercicio de calentamiento no sólo para la espalda y los músculos abdominales, sino que también ayuda a soltar los tendones de la corva. Recuerde que los tendones de la corva, situados en la cara posterior de las piernas, contribuyen a la inclinación de la pelvis y por ello son importantes a la hora de mantener una buena postura *(ver* capítulo uno, página 19).

Como beneficio adicional, al practicar *Balancear y rodar* se están presionando 64 puntos de acupuntura.

Este ejercicio debería realizarse sobre una superficie firme, regular y bien mullida.

1. Siéntese sobre la estera. Doble las piernas y coloque las plantas de los pies en firme contacto con la estera, cerca de las nalgas.
2. Deslice los brazos *bajo* las rodillas flexionadas y apriétese los muslos. Agache la cabeza y meta la barbilla; redondee todo lo que pueda la espalda, sin forzar. Respire con naturalidad.
3. Al inspirar, dése impulso hacia atrás para ayudarse a rodar sobre la espalda (Fig. 26).
4. Al espirar, dése impulso hacia adelante para volver a adoptar una postura sentada. *No* caiga pesadamente sobre los pies ya que eso repercutiría sobre el espinazo. Toque la estera suavemente con los dedos de los pies.
5. Repita los movimientos de balanceo y rodamiento varias veces en suave sucesión, sincronizándolos con una respiración natural.
6. Siéntese o tiéndase en el suelo y descanse.

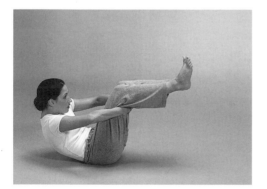

FIGURA 26. BALANCEAR Y RODAR

Saludo al sol

Esta secuencia de posturas de yoga es especialmente beneficiosa para el mantenimiento de la salud general de la columna vertebral. Los doce movimientos de la secuencias ejercitan el espinazo hacia adelante y atrás, a la vez que proporcionan unos estiramientos excelentes a las piernas. No deben utilizarse como ejercicios de calentamiento, sino de tranquilización.

1. Permanezca de pie, uniendo las palmas de las manos, como en postura de oración (Fig. 27). Respire con naturalidad.

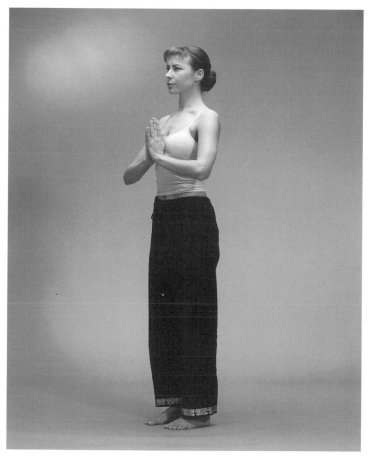

FIGURA 27. POSTURA INICIAL

2. *Inspire* y poco a poco inclínese hacia atrás para estirar la parte frontal del cuerpo. Tense los glúteos para ayudar a proteger la espalda (Fig. 28).

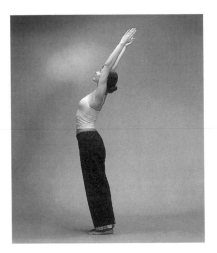

FIGURA 28. INCLINACIÓN HACIA ATRÁS

3. *Espire* e inclínese hacia delante —por las articulaciones de la cadera en lugar de por la cintura— y coloque las manos sobre la estera por delante de los pies (Fig. 29). Doble las rodillas si es necesario; al ir ganando en flexibilidad podrá realizar este paso con las piernas rectas.

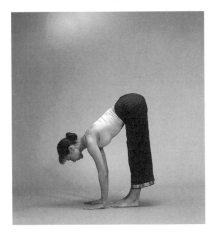

FIGURA 29. INCLINACIÓN HACIA DELANTE

4. *Inspire* y levante la mirada. Soportando el peso del cuerpo con ambas manos, lleve la pierna derecha hacia atrás (con los dedos mirando hacia atrás) (Fig. 30).

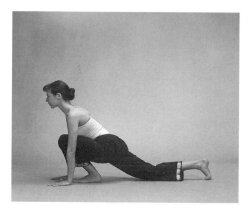

FIGURA 30. ESTIRAR LA PIERNA

5. Deje de respirar brevemente (no inspire ni espire), y lleve la pierna izquierda también hacia atrás. Ahora son las manos y los pies los que sostienen el cuerpo, que ahora forma una línea recta desde la nuca hasta los talones (Fig. 31).

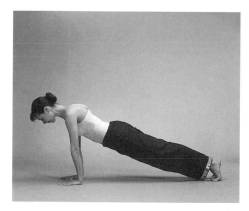

FIGURA 31. CUERPO ALINEADO

6. *Espire* y baje las rodillas hasta tocar la estera. Baje también la barbilla (o la frente, lo que le resulte más cómodo) y el pecho hasta tocar la estera (Fig. 32).

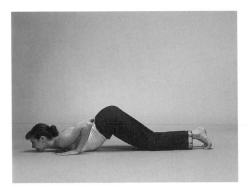

FIGURA 32. CONTACTO CON LA BARBILLA Y EL PECHO

7. *Inspire* y relaje los pies de forma que los dedos apunten hacia atrás. Baje el cuerpo hasta descansarlo en la estera y *lenta* y *cuidadosamente* arquee la espalda. Mantenga la cabeza erguida y hacia atrás, y las manos bien firmes sobre la estera (Fig. 33). Ésta es la postura de *La cobra*, que también aparece descrita en el capítulo cinco, página 93, más detalladamente, como ejercicio separado.

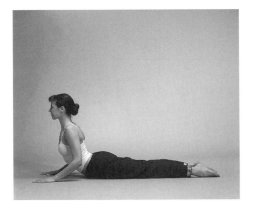

FIGURA 33. LA COBRA

8. *Espire* y apunte con los dedos de los pies hacia delante; presione la estera con las manos para ayudarse a elevar las caderas. Mantenga los brazos estirados y deje caer la cabeza hacia abajo. Estire los talones hacia la estera pero no fuerce los músculos de las piernas (Fig. 34). Ésta es la postura de *El perro se estira*, que será de nuevo descrita en el capítulo siete, página 130, como ejercicio separado.

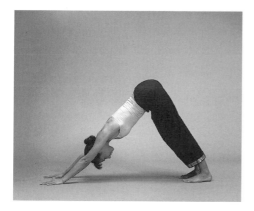

FIGURA 34. EL PERRO SE ESTIRA

9. *Al inspirar*, levante la vista, balancéese hacia delante sobre los dedos de los pies y dé un paso, colocando el pie izquierdo entre ambas manos (Fig. 35).

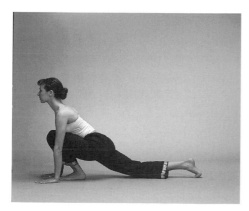

FIGURA 35. ESTIRAR LA PIERNA

10. *Al espirar*, dé un paso, colocando el pie derecho a la altura del izquierdo e inclinándose hacia delante (Fig. 36).

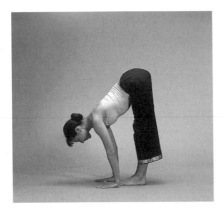

FIGURA 36. INCLINACIÓN HACIA DELANTE

11. *Al inspirar*, eleve lentamente el tronco, inclinándolo ligeramente hacia atrás, con los brazos estirados por encima de la cabeza (Fig. 37).

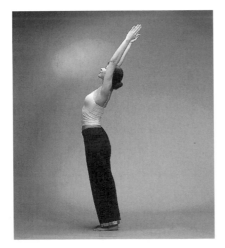

FIGURA 37. INCLINACIÓN HACIA ATRÁS

12. *Espire* y adopte la postura inicial (Fig. 38). Respire con naturalidad. Descanse.

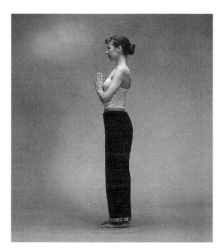

FIGURA 38. POSTURA INICIAL/FINAL

Tranquilizarse

Tranquilizarse tras los ejercicios ofrece una oportunidad a los músculos estáticos para que se estiren, favoreciendo la flexibilidad. Proporciona una actividad al sistema cardiovascular (corazón y vasos sanguíneos) para que regresen gradualmente a un funcionamiento normal tras un período de ejercicio. Ayuda a prevenir problemas como un descenso de la presión arterial, sensación de mareo y desmayos, que pueden sobrevenir si se deja de hacer ejercicio de forma abrupta.

La mayor parte de los ejercicios que se ofrecen en la sección de calentamiento también pueden utilizarse como ejercicio de sosiego. Tal vez desee intentar el siguiente:

POSTURA DEL BASTÓN

Se trata esencialmente de un estiramiento general del cuerpo realizado en una postura supina o bien tendido sobre la espalda.

1. Tiéndase sobre la estera, con las piernas estiradas por delante y los brazos a los lados. Cierre los ojos y respire con naturalidad.

2. Inspire lenta, suave y profundamente a la vez que levanta los brazos por encima de la cabeza y si es posible, junte las palmas. Al mismo tiempo, estire las piernas todo lo que pueda, estirando los dedos de los pies hacia usted y los talones en dirección contraria (Fig. 39). El estiramiento debe realizarse mediante un único movimiento suave y consciente, sincronizado con una inspiración lenta.

3. Mantenga el estiramiento de cuerpo completo durante unos cuantos segundos pero *no contenga la respiración.*

4. Espire y suelte el estiramiento, retornando los brazos a los costados. Descanse.

5. Puede repetir el ejercicio una vez más. Luego descanse.

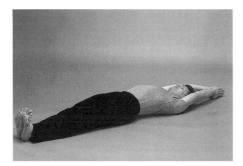

FIGURA 39. POSTURA DEL BASTÓN:
TENDIDO EN EL SUELO

VERSIÓN DE PIE DE LA POSTURA DEL BASTÓN

1. Permanezca de pie, con el peso corporal distribuido de forma pareja entre ambos pies. Relaje los brazos a los costados. Respire con naturalidad.

2. Inspire y levante los brazos por encima de la cabeza, estirándolos completamente. Junte las palmas de las manos si le resulta posible (Fig. 40).

3. Mantenga el estiramiento de cuerpo completo durante unos cuantos segundos, pero no contenga la respiración.

4. Espire y baje los brazos para retornar a la postura inicial. Descanse.
5. Puede repetir el ejercicio una vez más. Luego descanse.

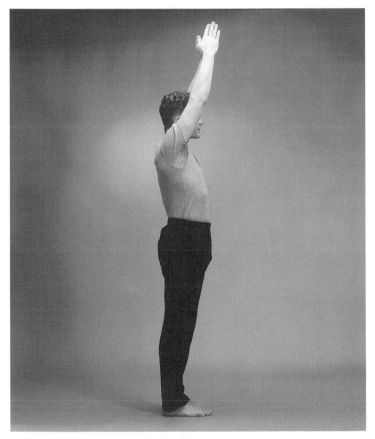

FIGURA 40. POSTURA DEL BASTÓN: DE PIE

RELAJACIÓN COMPLETA (SAVASANA)

Este ejercicio es uno de los favoritos de los estudiantes de yoga. A menudo señala el final de la sesión de ejercicios, y ahora se practica con mucha frecuencia para favorecer una relajación profunda.

Yoga para aliviar el dolor de espalda

La postura básica está descrita en el paso 1, pero puede modificarla para ajustarla a sus necesidades, preferencias o circunstancias personales.

1. Tiéndase completamente sobre la espalda, con las piernas estiradas por delante. Separe los pies para evitar acumular tensión en las piernas. Separe ligeramente los brazos de los costados para evitar la acumulación de tensión en los hombros. Mantenga los brazos estirados pero relajados, y las palmas de las manos hacia arriba. Cierre los ojos. Relaje la mandíbula separando los dientes, pero mantenga la boca cerrada, sin apretar los labios. Respire con naturalidad (Fig. 41).

2. Concentre la atención en los pies. Estire los dedos de los pies hacia usted, empujando los talones en dirección opuesta. Mantenga esa postura de los tobillos brevemente. *No* contenga la respiración. Siga respirando con naturalidad durante todo el ejercicio. Relaje ahora los pies y los tobillos.

3. Agarrote las piernas, bloqueando las articulaciones de las rodillas. Aguante la tensión brevemente. Relaje las rodillas.

4. Apriete las nalgas. Mantenga la tensión durante unos segundos. Suelte la tirantez.

5. Al *espirar*, apriete la región lumbar de la espalda (cintura). Mantenga la tensión mientras dure la espiración, para ir soltándola al inspirar. Siga respirando con naturalidad.

6. Inspire y haga como si quisiera juntar los omóplatos. Mantenga el apretón mientras dure la inspiración. Inspire y relaje. Siga respirando con naturalidad.

7. Al *espirar*, apriete los músculos abdominales. Mantenga la tensión mientras dure la espiración. Inspire y relaje. Siga respirando con naturalidad.

8. Inspire lenta, suave y profundamente, *sin forzar*, imaginando que está llenando de aire la parte superior, media e inferior de los pulmones. Sea consciente de cómo se expande el pecho y de cómo se eleva el abdomen. Espire poco a poco, con suavidad y naturalidad, imaginando que vacía los pulmones gradualmente. Sea consciente de cómo se relajan el pecho y el abdomen. Continúe respirando con naturalidad.

9. Apriete las manos, convirtiéndolas en puños; estire los brazos; levántelos de la estera. Mantenga la rigidez brevemente; a continuación deje que los brazos y manos vuelvan a reposar sobre la estera, ya sin tensión. Relájelos.

10. Mantenga los brazos relajados, pero encoja los hombros como si fuese a tocarse las orejas con ellos. Mantenga el encogimiento unos segundos y a continuación relaje los hombros.

11. Gire la cabeza de lado a lado unas cuantas veces. Recupere la postura inicial de la cabeza. Siga respirando con naturalidad.

12. Espire, abra mucho los ojos y la boca; saque la lengua; tense todos los músculos faciales. Inspire, cierre la boca y los ojos y relaje los músculos faciales. Imagine que sus rasgos faciales se van suavizando y serenando. Respire con naturalidad.

13. Permanezca tendido y relajado todos los minutos que pueda. Abandone el peso del cuerpo a la superficie que lo sostiene. Cada vez que espire, permita que su cuerpo se hunda más profundamente en esa superficie, cada vez más relajado.

14. Antes de incorporarse, haga rotar los tobillos, gire la cabeza suavemente de lado a lado y estire los miembros con gusto. Realice la *Torsión en el suelo (ver* Fig. 24, página 00) o cualquier movimiento que le apetezca. Nunca se incorpore súbitamente. En lugar de ello, póngase en pie lenta y cuidadosamente, tal y como se sugiere en el capítulo dos, página 64, en la sección titulada *Incorporarse*. Prepárese para retomar sus actividades de costumbre con renovada energía.

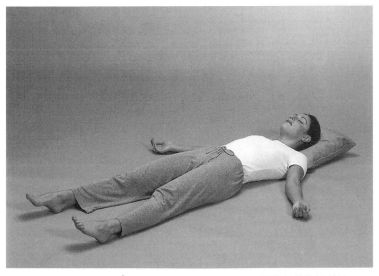

FIGURA 41. RELAJACIÓN DE LA CABEZA A LOS PIES (SAVASANA)

CAPÍTULO 5

Ejercicios de espalda esenciales

En el capítulo uno ya leyó acerca de la anatomía de la columna vertebral y sobre otras estructuras relacionadas. Todos esos componentes trabajan juntos para mantenerle en pie a la vez que le dotan de la suficiente flexibilidad como para moverse con eficacia. Le permiten inclinarse hacia delante, atrás y de lado, y girar, o rotar, el cuerpo. También le permiten volver la cabeza de lado a lado e inclinarla adelante y atrás.

Los ejercicios que siguen han sido cuidadosamente seleccionados para ayudarle a reforzar la espalda y las estructuras relacionadas, para mejorar la flexibilidad vertebral, para permitir el libre movimiento de las articulaciones y para relajar los músculos de la espalda. Una espalda rígida es más vulnerable al dolor, al estrés y a las lesiones que una flexible. Por ello se alienta la práctica constante de dichos ejercicios.

Antes de empezar

Antes de empezar a practicar los ejercicios de espalda de este capítulo, lea por favor la sección titulada «Antes de empezar» y todas las secciones bajo el título «Instrucciones generales» en el capítulo cuatro (páginas 58-61).

Ejercicios de espalda

SERIE ESTIRAMIENTO FELINO

1. Empiece adoptando la postura «a gatas» (Fig. 42).
2. Al *inspirar*, doble los codos y baje el pecho hasta entrar en contacto con la estera, cuidándose de no dejar que caiga el trasero. Mantenga la cabeza echada hacia atrás para que el cuello reciba un estiramiento suave y terapéutico a la vez que toca la estera con la barbilla. Permita que sus brazos y manos sostengan la mayor parte del peso a fin de no someter la espalda a una presión innecesaria. Ésta es la postura «rodilla hacia el pecho» (Fig. 43).
3. Al *espirar*, regrese a la postura «a gatas» (Fig. 42). Respire con naturalidad.
4. Al *espirar*, baje la cabeza, redondee la espalda y empuje una rodilla hacia la frente. Ésta es la postura «rodilla hacia la frente» (Fig. 44).

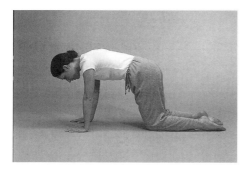

FIGURA 42. ESTIRAMIENTO FELINO: A GATAS

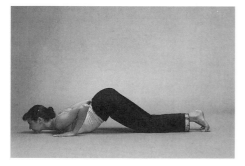

FIGURA 43. ESTIRAMIENTO FELINO: LA RODILLA HACIA EL PECHO

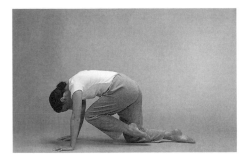

FIGURA 44. ESTIRAMIENTO FELINO:
LA RODILLA HACIA LA FRENTE

5. Al *inspirar*, empuje la pierna flexionada hacia atrás, estirándola completamente y levantándola todo lo que sea posible sin forzar; levante la cabeza. Éste es el «estiramiento de todo el cuerpo» (Fig. 45), que puede realizarse sin acentuar innecesariamente la curva interna de la espalda. Respire con naturalidad.

6. Espire y baje la rodilla hasta la estera. Respire con naturalidad.

7. Repita el estiramiento de todo el cuerpo (Fig. 45), con la otra pierna. Espire y baje la pierna hasta la estera. Respire con naturalidad.

8. Permanezca tendido sobre la espalda y descanse, o relájese adoptando *La postura del niño* (Figs. 71-72; página 97).

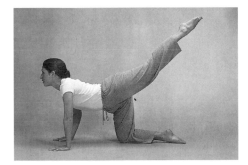

FIGURA 45. ESTIRAMIENTO FELINO:
ESTIRAMIENTO DE TODO EL CUERPO

Nota

Si ha dado a luz recientemente, *por favor, consulte a su médico* antes de practicar la postura «la rodilla hacia el pecho» de la serie Estiramiento felino (Fig. 43). Si practica este ejercicio antes de que hayan pasado seis semanas desde el parto, se arriesga a introducir burbujas en su sistema circulatorio.

BASCULAR LA PELVIS TENDIDO EN EL SUELO

1. Tiéndase sobre la espalda, con las piernas estiradas por delante.
2. Deslice las manos bajo la cintura; notará un hueco. Se trata del arco lumbar de la columna vertebral (Fig. 46).
3. Ahora relaje brazos y manos a los lados. Flexione las piernas y descanse las plantas de los pies sobre la estera, a una distancia cómoda de las nalgas. Respire con naturalidad. Al *espirar* presione la región lumbar (cintura) hacia o contra la estera, para reducir o eliminar el hueco que sintió allí (Fig. 47). Al hacerlo notará que la pelvis bascula ligeramente hacia arriba.
4. Mantenga la presión de la cintura hacia abajo tanto como dure la espiración.
5. Inspire y relájese.
6. Puede repetir el ejercicio una vez más ahora, y también más tarde. Después de hacerlo, estírese y descanse.

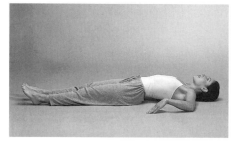

FIGURA 46. PREPARACIÓN PARA BASCULAR LA PELVIS TENDIDO EN EL SUELO: SE MUESTRA EL ARCO LUMBAR

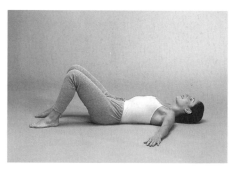

FIGURA 47. BASCULAR LA PELVIS TENDIDO EN EL SUELO: SIN ARCO LUMBAR

VARIACIÓN: BASCULAR LA PELVIS A GATAS

1. Póngase a gatas (Fig. 48). Espire y meta el trasero hacia abajo. Baje la cabeza. Redondee la espalda todo lo que pueda (Fig. 49).
2. Mantenga la postura brevemente, pero *no* aguante la respiración.
3. Inspire y regrese a la postura inicial. Respire con naturalidad.
4. Puede repetir el ejercicio una vez más ahora, y también más tarde.

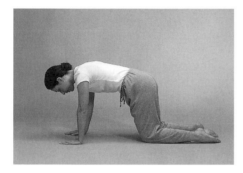

FIGURA 48. BASCULAR LA PELVIS
A GATAS: ESPALDA RECTA

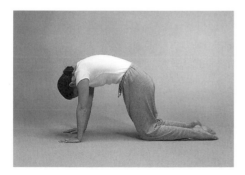

FIGURA 49. BASCULAR LA PELVIS
A GATAS: CADERAS ABAJO

VARIACIÓN: BASCULAR LA PELVIS SENTADO

1. Siéntese adoptando una postura erecta y natural sobre una silla de respaldo recto. Descanse las plantas de los pies sobre el suelo (Fig. 50).
2. Al *espirar*, presione con firmeza la parte posterior de la cintura contra o hacia el respaldo de la silla (Fig. 51).
3. Mantenga la presión mientras dure la espiración.
4. Inspire y relaje. Respire con naturalidad.
5. Puede repetir el ejercicio una vez más ahora, y también más tarde.

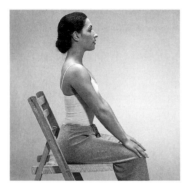

FIGURA 50. BASCULAR LA PELVIS SENTADO: CON ARCO LUMBAR

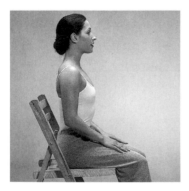

FIGURA 51. BASCULAR LA PELVIS SENTADO: SIN ARCO LUMBAR

VARIACIÓN: BASCULAR LA PELVIS ESTANDO DE PIE

1. Permanezca de pie de manera erecta y natural, con la espalda contra una pared u otro soporte adecuado (Fig. 52).
2. *Espire* y presione la parte posterior de la cintura contra o hacia la pared (Fig. 53).
3. Mantenga la presión mientras dure la espiración.

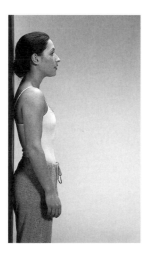

FIGURA 52. BASCULAR LA PELVIS
ESTANDO DE PIE: CON ARCO LUMBAR

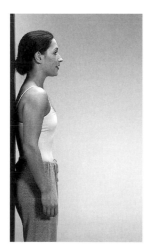

FIG. 53. BASCULAR LA PELVIS
ESTANDO DE PIE: SIN ARCO LUMBAR

4. Inspire y relaje.
5. Puede repetir el ejercicio una vez más ahora, y también más tarde.

Notas

Existen incontables oportunidades de practicar una versión apropiada de *Bascular la pelvis*. Algunos ejemplos son: mientras se espera a que hierva el agua del té, durante los descansos y paradas de un largo viaje en autobús o coche, durante los descansos para el café en el lugar de trabajo (en la cafetería, los lavabos o en un cuarto cerrado en cualquier parte del edificio), contra la pared de un ascensor... y nunca nadie se imaginará lo que está haciendo.

EL PUENTE

1. Tiéndase sobre la espalda, con las piernas flexionadas y descansando las plantas de los pies sobre la estera, a una distancia cómoda de las nalgas. Relaje los brazos a los lados, con las palmas de las manos boca abajo. Respire con naturalidad.

2. Al *inspirar*, eleve primero las caderas y luego, lenta y suavemente, la mitad de la espalda, hasta que el torso se halle elevado por completo (Fig. 54). *No* arquee la región lumbar. Los pies, brazos y manos, zona dorsal y cabeza permanecerán en contacto con la estera.

3. Mantenga la postura todo el tiempo que le resulte cómoda. Siga respirando con naturalidad.

4. Baje el torso, lenta y suavemente, en orden *inverso*, como si desenroscase el espinazo vértebra a vértebra sobre la estera. Sincronice dicho movimiento con la respiración.

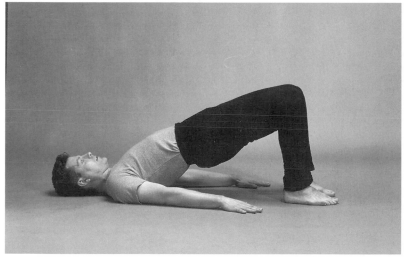

FIGURA 54. EL PUENTE

VARIACIÓN: EL PUENTE

1. Tiéndase sobre la espalda, con las piernas flexionadas y descansando las plantas de los pies sobre la estera, a una distancia cómoda de las nalgas.

2. Al *inspirar*, eleve primero las caderas y luego, lenta y suavemente, la mitad de la espalda, hasta que el torso se halle elevado por completo. No arquee la región lumbar. Los pies, brazos y manos, zona dorsal y cabeza permanecerán en contacto con la estera.

3. Estire los brazos por encima de la cabeza hasta donde le sea posible, sin forzar (Fig. 55).

4. Mantenga la postura todo el tiempo que le resulte cómoda. Siga respirando con naturalidad.

5. Retorne los brazos a la posición inicial, con las palmas de las manos vueltas hacia abajo. Baje el torso, lenta y suavemente, en orden inverso, como si desenroscase el espinazo vértebra a vértebra sobre la estera. Sincronice dicho movimiento con la respiración. Descanse.

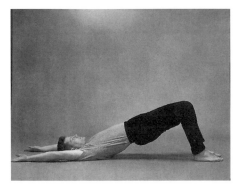

FIGURA 55. EL PUENTE, BRAZOS EXTENDIDOS

PRESIONAR LAS RODILLAS

1. Tiéndase sobre la espalda, con las piernas estiradas por delante y las manos relajadas a los lados. Respire con naturalidad.
2. Al *espirar*, doble una pierna acercándosela hacia usted. Rodee la rodilla flexionada con ambas manos (Fig. 56). Ésta es la presión básica de rodillas.
3. Mantenga la postura mientras le parezca bien, y respire con naturalidad.
4. Retome la postura inicial.
5. Repita el ejercicio con la otra pierna.
6. Repita todo el ejercicio, si así lo desea.

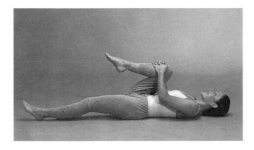

FIGURA 56. PRESIÓN BÁSICA DE RODILLA

PRESIONAR LAS RODILLAS (VARIACIÓN I)

1. Tiéndase sobre la espalda, con las piernas estiradas por delante y las manos relajadas a los lados. Respire con naturalidad.
2. Al *espirar*, doble una pierna acercándosela hacia usted. Rodee la rodilla flexionada con ambas manos. Levante la cabeza *con cuidado* y acerque la frente a la rodilla flexionada (Fig. 57).
3. Mantenga la postura mientras le parezca bien, y respire con naturalidad.
4. Poco a poco, y con cuidado, baje la cabeza hasta la estera. Baje la pierna hasta la estera y retome la postura inicial.
5. Repita el ejercicio con la otra pierna.
6. Repita todo el ejercicio, si así lo desea.

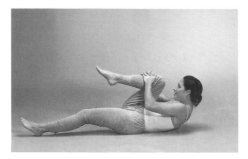

FIG. 57. PRESIONAR LAS RODILLAS:
CABEZA LEVANTADA

PRESIONAR LAS RODILLAS (VARIACIÓN II)

1. Tiéndase sobre la espalda, con las piernas estiradas por delante y las manos relajadas a los lados, con las palmas boca abajo. Respire con naturalidad.
2. Al *espirar*, doble una pierna acercándosela hacia usted. Continúe respirando con naturalidad.
3. De nuevo al *espirar*, doble la otra pierna y acérquela también hacia usted. Continúe respirando con naturalidad. Sostenga ambas piernas flexionadas con seguridad.
4. Levante la cabeza *con cuidado* y acerque la frente a las rodillas flexionadas mientras espira. Mantenga los hombros todo lo relajados que le sea posible (Fig. 58).
5. Mantenga la postura mientras le parezca bien, y respire con naturalidad.
6. Poco a poco, *y con cuidado*, baje la cabeza hasta la estera.
7. Vaya liberando una pierna tras otra y dejándolas caer con cuidado sobre la estera.
8. Descanse, respirando con naturalidad.

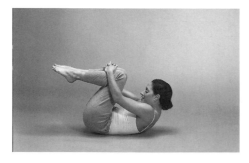

FIGURA 58. PRESIONAR LAS RODILLAS:
AMBAS RODILLAS Y LA CABEZA LEVANTADAS

LA POSTURA DE LA ESTRELLA

1. Siéntese cómodamente con la espalda erecta y las piernas estiradas por delante. Respire con naturalidad.

2. Doble una pierna y coloque el canto del pie sobre la estera, frente a la rodilla de la pierna extendida (Figs. 59-60). Eso establece la distancia entre los pies y el resto del cuerpo una vez que se lleva a cabo el ejercicio.

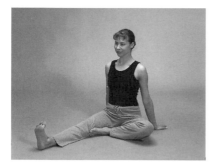

FIGURA 59. LA POSTURA DE LA ESTRELLA:
PIERNA DERECHA ESTIRADA, VISTA FRONTAL

3. Doble la pierna extendida. Coloque ambas plantas de los pies en contacto (Fig. 61).

4. Rodee los pies con las manos.

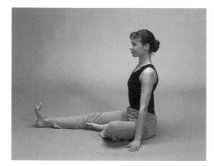

FIG. 60. LA POSTURA DE LA ESTRELLA:
PIERNA IZQUIERDA ESTIRADA, VISTA LATERAL

5. Al *espirar*, inclínese hacia adelante lenta, suave y controladamente, acercando el rostro a los pies. Una vez que haya alcanzado el límite de la inclinación, relaje la cabeza dejándola caer hacia delante (Fig. 62).

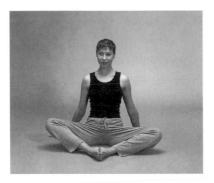

FIGURA 61. LA POSTURA DE LA ESTRELLA:
AMBAS PIERNAS DOBLADAS

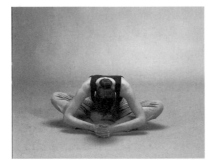

FIGURA 62. LA POSTURA DE LA ESTRELLA:
POSTURA COMPLETADA CON LA CABEZA BAJA

6. Mantenga la postura tanto tiempo como le resulte cómoda mientras respira con naturalidad.
7. Regrese lentamente a la postura inicial, sincronizando el movimiento con la respiración.
8. Tiéndase en el suelo y descanse.

LA COBRA

Esta postura ya apareció descrita formando parte de *El saludo al sol (ver* capítulo 4, Fig. 33, página 70), pero volveremos a repetirla aquí de manera más detallada, como ejercicio separado.

1. Tiéndase sobre el abdomen, con la cabeza torcida a un lado. Relaje brazos y manos a los lados (Fig. 63). Respire con naturalidad.

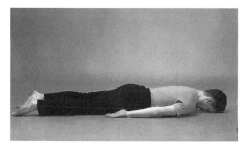

FIGURA 63. LA COBRA: TENDIDO EN EL SUELO

2. Gire la cabeza hacia adelante, descansando la frente sobre la estera. Coloque las palmas de las manos sobre la estera, justo por debajo de los hombros. Mantenga los brazos cerca de los costados.

3. Al *inspirar*, doble el cuello hacia atrás, *lenta y cuidadosamente*. Toque la estera con la nariz y luego con la barbilla mediante un movimiento suave, sin brusquedades. Respire con naturalidad. Continúe arqueando el espinazo. Primero la región dorsal (Fig. 64), luego la lumbar, en un movimiento grácil y fluido, hasta que no pueda seguir arqueándose. Mantenga las caderas en contacto con la estera a lo largo de todo el ejercicio (Fig. 65).

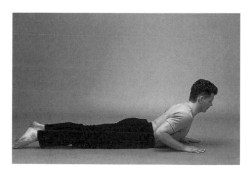

FIGURA 64. LA COBRA: ARQUEAR LA REGIÓN DORSAL

93

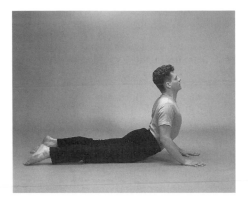

FIGURA 65. LA COBRA: POSTURA COMPLETA, ESPALDA ARQUEADA, BARBILLA LEVANTADA

4. Mantenga esta postura unos cuantos segundos, o bien mientras le resulte cómoda. Siga respirando con naturalidad.

5. Salga de la postura mediante un movimiento *inverso, lenta, suave y controladamente:* baje el abdomen hasta la estera, luego el pecho, la barbilla, la nariz y la frente, sincronizando la secuencia con una respiración natural.

6. Relaje brazos y manos a los costados. Gire la cabeza a un lado (Fig. 66). Descanse.

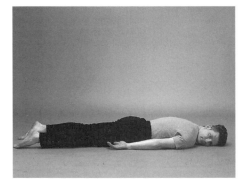

FIGURA 66. LA COBRA: RECUPERACIÓN, ESTIRADO CON LA CABEZA GIRADA A UN LADO

A continuación de *La cobra*, póngase a gatas y realice *La postura del niño*, que aparece un poco más adelante (Figs. 71-72).

EL ARCO

1. Tiéndase sobre el abdomen, con las piernas ligeramente separadas, y los brazos relajados a los costados (Fig. 67). Respire con naturalidad.

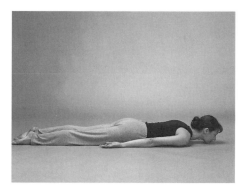

FIGURA 67. EL ARCO: POSTURA INICIAL

2. Gire la cabeza hacia delante y descanse la frente en la estera. Doble las rodillas y acerque los pies hacia el trasero (Fig. 68).

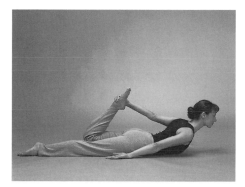

FIGURA 68. EL ARCO: LA CABEZA HACIA DELANTE, LAS RODILLAS DOBLADAS

3. Poco a poco, vaya inclinando la cabeza hacia atrás. Alcance los pies con las manos y agárrelos de los tobillos (Fig. 69).

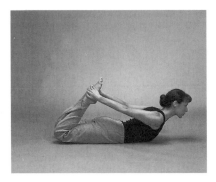

FIGURA 69. EL ARCO: POSICIÓN INTERMEDIA

4. Espire a la vez que tira de los pies hacia arriba. Esta acción elevará las piernas y le arqueará la espalda (Fig. 70).

5. Mantenga la postura mientras esté cómodo en ella, no más. Siga respirando con naturalidad.

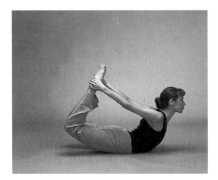

FIGURA 70. EL ARCO: POSTURA COMPLETA

6. Recupere la postura inicial lenta y cuidadosamente. Descanse mientras respira con naturalidad.

Tras completar *El arco*, puede ponerse a cuatro patas para llevar a cabo *La postura del niño* (Figs. 71-72, página 97).

LA POSTURA DEL NIÑO

1. Siéntese en la *Postura sentada japonesa (ver* capítulo dos, Fig. 9, página 25). Respire con naturalidad.

2. Lenta y cuidadosamente, descanse la frente sobre la estera, o bien gire el rostro hacia un lado. Relaje brazos y manos a los lados (Figs. 71-72).

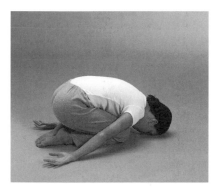

FIGURA 71. LA POSTURA DEL NIÑO: VISTA LATERAL

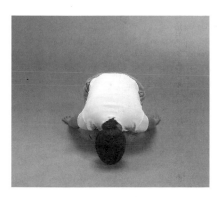

FIGURA 72. LA POSTURA DEL NIÑO: VISTA FRONTAL

3. Permanezca en esta postura mientras le resulte cómoda. Siga respirando con naturalidad.

4. Recupere la postura inicial.

LA POSTURA DEL NIÑO - VARIACIÓN

En lugar de descansar los brazos a los lados, estírelos por delante de la cabeza (Figs. 73-74).

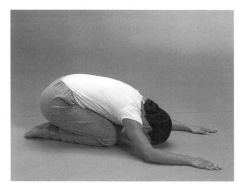

FIGURA 73. LA POSTURA DEL NIÑO:
VARIACIÓN CON LOS BRAZOS
EXTENDIDOS, VISTA LATERAL

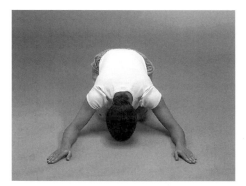

FIGURA 74. LA POSTURA DEL NIÑO:
VARIACIÓN, VISTA FRONTAL

Notas

- Ésta es una buena postura para descansar tras posturas que requieren inclinarse hacia atrás, como en el caso de *El puente* (Fig. 54, página 87), *La cobra* (Fig. 63, página 93) y *El arco* (Fig. 69, página 96).
- Si le resulta difícil tocar la estera con la cabeza, coloque un cojín o almohada frente a usted sobre el que descansar la frente o el rostro.

MEDIA LUNA

1. Permanezca de pie de forma natural, con los pies bastante juntos, y con el peso corporal distribuido entre ellos de forma pareja. Respire con naturalidad.

2. Al *inspirar*, levante los brazos por encima de la cabeza, juntando las palmas de las manos, si le resulta posible (Fig. 75). Mantenga los brazos alineados con las orejas.

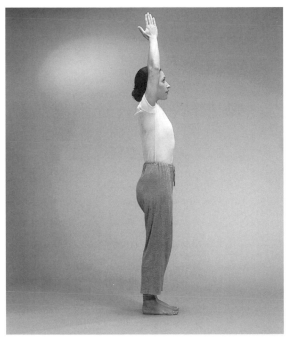

FIGURA 75. MEDIA LUNA: BRAZOS EXTENDIDOS

3. Al *espirar*, inclínese de costado, lenta y suavemente hasta conformar con el cuerpo un arco lateral lleno de gracia (Fig. 76).

4. Mantenga la curvatura durante varios segundos o mientras le resulte cómoda a la vez que sigue respirando con naturalidad.

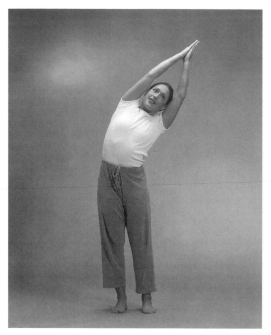

FIGURA 76. MEDIA LUNA: POSTURA COMPLETA

5. Inspire y vuelva a recuperar la verticalidad. Espire y baje los brazos a los costados. Respire con naturalidad.
6. Repita el ejercicio, inclinándose en esta ocasión hacia el otro lado.
7. Relájese.

Puede repetir el ejercicio si le apetece.

TORSIÓN VERTEBRAL

1. Siéntese adoptando una postura erguida sobre la estera, estirando las piernas por delante (Fig. 77). Respire con naturalidad.

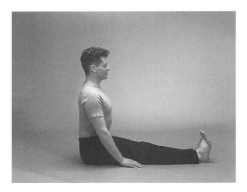

FIGURA 77. TORSIÓN VERTEBRAL:
PIERNAS ESTIRADAS POR DELANTE

2. Flexione la rodilla *izquierda* y coloque el pie *izquierdo* sobre la estera, cerca de la cara externa de la pierna derecha, junto a la rodilla *derecha*. Siga respirando con naturalidad.

3. Al *espirar*, gire *lenta y cuidadosamente* la parte superior del cuerpo hacia la *izquierda* y descanse ambas manos sobre la estera, por el lado *izquierdo*. Gire la cabeza y mire por encima del hombro *izquierdo* (Fig. 78).

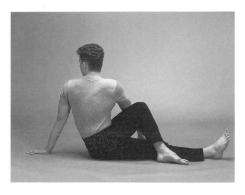

FIGURA 78. TORSIÓN VERTEBRAL A LA IZQUIERDA

4. Mantenga el giro mientras pueda hacerlo con comodidad. Siga respirando con naturalidad.

5. Deshaga la postura lentamente y regrese a la posición inicial. Descanse un poco.

6. Repita el giro hacia el lado derecho de la manera siguiente: estire la pierna izquierda por delante. Flexione la pierna derecha. Coloque el pie derecho junto a la cara externa de la rodilla izquierda. Al espirar, gire lenta y cuidadosamente la parte superior del cuerpo hacia la derecha y descanse ambas manos sobre la estera, en el lado derecho. Gire la cabeza y mire por encima del hombro derecho (Fig. 79).

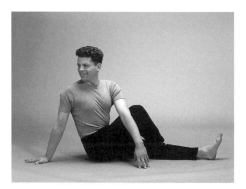

FIGURA 79. TORSIÓN VERTEBRAL A LA DERECHA

VARIACIÓN

Cuando consiga más flexibilidad, puede intentar esta versión avanzada de la *Torsión vertebral.*

1. Siéntese adoptando una postura erguida sobre la estera, con la pierna *derecha* estirada por delante y la *izquierda doblada hacia dentro.*
2. Pase el pie *derecho* por encima de la pierna doblada. *Espire* y gire la parte superior del cuerpo hacia la *derecha.* Descanse ambas manos sobre la estera. Gire la cabeza y mire por encima del hombro *derecho* (Fig. 80).
3. Mantenga esta postura mientras le resulte cómoda. Siga respirando con naturalidad.

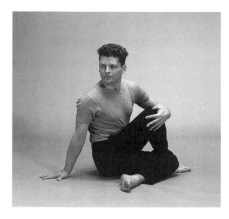

FIGURA 80. TORSIÓN VERTEBRAL: VARIACIÓN

4. Deshaga el giro lentamente y regrese a la postura inicial. Descanse un poco.
5. Repita el giro hacia el lado *izquierdo.* Descanse a continuación.

Las mujeres embarazadas preferirán una torsión vertebral más suave y conveniente. La hallarán descrita e ilustrada en mi libro *Yoga para la embarazada* (*ver* Bibliografía, página 201).

Para completar los ejercicios de espalda esenciales practique también *La media postura del saltamontes* (*ver* capítulo siete, Fig. 109, página 132).

CAPÍTULO 6

Sostén abdominal

EJERCICIOS PARA REFORZAR EL ABDOMEN Y SOSTENER LA ESPALDA

No todo el mundo sabe que los músculos abdominales proporcionan refuerzo a los músculos que sostienen la pelvis y la columna vertebral. Muchos de ustedes se sorprenderían de saber que la condición de los músculos situados en la parte frontal del cuerpo pudiera estar relacionada con el malestar y el dolor sentido en la espalda. De hecho, unos músculos abdominales débiles son una de las causas comunes del dolor de espalda.

El corsé abdominal

Como ya se mencionó en el capítulo uno, página 13, a fin de conducir un vehículo de motor o de manejar inteligentemente cierta maquinaria, se necesita estar familiarizado con su manera de funcionar; de igual modo, no se puede apreciar el papel de los músculos abdominales y de los principios subyacentes a los ejercicios abdominales sin tener al menos un conocimiento básico de la estructura y función de dichos músculos.

Así pues, ésta es una lección indolora acerca de las posturas, uniones y funciones de los principales músculos abdominales, a veces incorrectamente denominados —incluso por los profesionales de la salud— «músculos del estómago».

El *recto del abdomen* es un músculo alargado y plano que desciende por la parte frontal del abdomen, desde el esternón hasta el pubis, a cada lado de una línea imaginaria trazada por el centro. Otorga flexibilidad a la columna vertebral (como al inclinarnos hacia delante), y sostiene las vísceras (los órganos en el interior del abdomen).

El *oblicuo externo* es un músculo con fibras que discurren en dirección oblicua desde las costillas inferiores hasta la cresta ilíaca, que algunas personas pueden notar como la parte delantera del «hueso de la cadera». Flexiona el tronco lateralmente, le permite rotar (como al girarse) y también sostiene las vísceras.

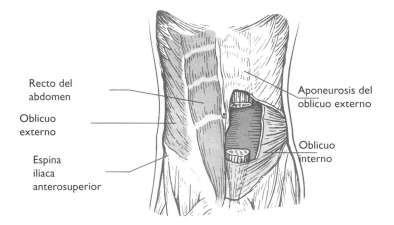

Recto del abdomen

Oblicuo externo

Espina ilíaca anterosuperior

Aponeurosis del oblicuo externo

Oblicuo interno

FIGURA 81. EL CORSÉ ABDOMINAL

El músculo *oblicuo interno* está situado en el mismo lugar que el oblicuo externo, pero sus fibras discurren en dirección opuesta. Estos dos grupos de músculos son colaboradores, trabajan en armonía como si fuesen uno solo para producir las mismas acciones.

Finalmente, están los músculos *cuadrados lumbares*, a cada lado de la columna vertebral, y que van desde las últimas costillas a la cresta ilíaca, por delante. Ayudan al resto de músculos abdominales a realizar sus funciones con eficacia.

Los anteriores músculos están dispuestos como un corsé en cuádruple sentido, abarcando la parte frontal del tronco, desde el esternón y las costillas hasta el pubis y envolviendo el costado de la cresta ilíaca, que algunas personas pueden notarse en cada cadera.

Aunque cada músculo o conjunto de músculos contribuye al funcionamiento del corsé abdominal, hay diferentes grupos que trabajan al unísono durante ciertas actividades y ejercicios. Por ejemplo, la mitad superior del corsé entra en actividad de una forma más discernible que la inferior en el transcurso de movimientos que implican la parte superior del tronco. No obstante, al levantar las piernas se ponen en funcionamiento los abdominales inferiores, que ayudan a estabilizar la pelvis.

Funciones de los músculos abdominales

A continuación aparece un resumen de las funciones de los músculos que conforman el corsé abdominal:

- Proporcionar sostén a las vísceras (órganos abdominales y pélvicos).
- En colaboración con los glúteos (que tiran hacia abajo de igual manera que los abdominales tiran hacia arriba), para controlar la inclinación de la pelvis y mantener su alineamiento correcto en relación con la columna vertebral.
- Para flexionar lateralmente el tronco (se utilizan la mitad de los músculos).
- Para elevar el tronco desde una postura supina (sobre la espalda) o semisupina; los músculos abdominales se tensan con sólo levantar la cabeza.
- Para girar el tronco, como cuando se lleva un hombro hacia la cadera del lado contrario.
- Para ayudar a reforzar el cuerpo cuando éste se pone tirante, como cuando nos ponemos en pie o intentamos evitar golpes. Se trata de una acción protectora refleja.
- Para ayudar a estabilizar la pelvis al levantar las piernas.
- Para proporcionar ayuda durante actos respiratorios conscientes; al toser, estornudar, gritar y cantar, y en la eliminación de residuos corporales; también durante el parto.

Vale la pena comprobar que la postura sentada o en pie proporciona escasos estímulos a los músculos abdominales; tampoco parecen entrar en juego al andar de forma normal sobre un terreno plano. Ello sucede porque los abdominales son el grupo de músculos más frágil en las personas de sociedades industriales. También es, en parte, la causa de la persistencia del dolor de espalda. Los músculos realizan un gran esfuerzo cuando se requiere de ellos que actúen contra una resistencia, como al efectuar palanca o con el peso corporal. Otras acciones que ejercitan eficazmente los abdominales incluyen levantar el tronco y las piernas desde una posición horizontal y levantar objetos.

PRINCIPIOS ESENCIALES PARA EJERCITAR LOS ABDOMINALES

Antes de intentar practicar cualquier ejercicio abdominal, es buena idea contar con ciertas nociones acerca de su manera de trabajar. Una vez que se ha comprendido, podrá realizar los ejercicios de manera más inteligente y por ello más segura; correrá menos riesgos de forzar articulaciones y músculos que si practica sin comprender de qué se trata. También podrá profundizar mejor en el capítulo dos, que trata de la postura corporal y el movimiento del cuerpo.

La mayoría de los ejercicios que aparecen en este capítulo ponen el énfasis en el control de la inclinación de la pelvis. Es así porque una inclinación adecuada mejora la postura y ayuda a prevenir el dolor de espalda.

Los ejercicios más avanzados obligan a que los músculos abdominales trabajen contra la resistencia de la gravedad, mejorando por ello la condición y fuerza del corsé muscular abdominal, lo que confiere una fuerza abdominal óptima.

Nota

Ejercicios como levantar y bajar el tronco y las piernas no implican hacer fuerza de palanca ni resistir la fuerza de la gravedad. No obstante, los expertos parecen estar de acuerdo en que esos ejercicios no suelen ser eficaces a la hora de reforzar el abdomen, siendo, de hecho, potencialmente peligrosos para la espalda. Las acciones implícitas en los abdominales y en los ejercicios en los que se levantan las piernas juntas desde el suelo dependen sobre todo de los músculos flexores de las caderas, y con frecuencia acaban generando dolor de espalda y molestias porque ejercen un estirón indebido en las articulaciones de la zona lumbar de la columna vertebral.

ANTES DE EMPEZAR

Por favor, *consulte con su médico* antes de realizar estos ejercicios o cualesquiera otros.

Por favor, realice algún ejercicio de calentamiento antes de empezar con éstos (*ver* capítulo cuatro).

Una nota aclaratoria para embarazadas

Excepto Elevar el abdomen (Fig. 95), los ejercicios que aparecen en este capítulo son seguros para que los realicen la mayoría de las embarazadas, siempre y cuando su médico esté de acuerdo, y siempre que les resulte cómodo hacerlo. No obstante, sugiero que echen un vistazo a mi libro *Yoga para la embarazada* (*ver* Bibliografía), escrito especialmente para situaciones pre y postnatales.

CONSEJOS SOBRE LOS EJERCICIOS ABDOMINALES

- Casi todos los efectos de reforzamiento del abdomen de una sesión de abdominales tienen lugar entre los primeros 30 a 45 grados; después ya se hacen cargo los flexores de la cadera. Simplemente incorpórese de 17,5 a 20 cm, manteniendo la cintura sobre la superficie en la que se ejercita, y eso será suficiente para ejercitar los músculos abdominales.
- Las rodillas deben estar flexionadas y las plantas de los pies sostenidas (por el suelo, por ejemplo). Eso aplana y proteje la región lumbar.
- Los pies *no* deben mantenerse pegados al suelo. Una postura de ese tipo estaría disimulando unos músculos abdominales débiles, ya que todo el trabajo lo estarían haciendo los flexores de la cadera.
- Es importante hacer movimientos en diagonal (como el *Incorporarse en diagonal*, Fig. 86, página 113), así como movimientos de arriba abajo, para ejercitar todos los integrantes del corsé muscular abdominal.
- Mantenga la barbilla metida hacia dentro; la espalda redondeada en lugar de estirada, ya que esta última postura fomenta la acción de los flexores de la cadera.

• Evite los movimientos bruscos; incorpórese y tiéndase con suavidad, sincronizando ambas acciones con la respiración.

PREPARATIVOS PARA LOS EJERCICIOS

Antes de practicar los ejercicios que siguen, asegúrese de entrar en calor de manera adecuada (*ver* capítulo cuatro). Repase asimismo las instrucciones generales (también en el capítulo cuatro) que pueden aplicarse a la práctica de todos los ejercicios descritos en los capítulos cinco, seis y siete. Éste es un rápido resumen de dichas instrucciones:

• Vista prendas sueltas y cómodas que le permitan respirar y estirarse con facilidad.
• Practique los ejercicios sobre una superficie firme y acolchada, como un suelo enmoquetado (al que me referiré como la «estera»).
• Una buena concentración es esencial: practique los ejercicios lentamente y con atención. Sincronice el movimiento con la respiración.
• Una vez que haya completado el ejercicio, y sin forzarse, mantenga la postura durante tantos segundos como le apetezca, o mientras se encuentre cómodo (a lo que me referiré como «mantener» la postura).
• Mientras mantiene la postura, *no* aguante la respiración; siga respirando con naturalidad.
• Cuando esté preparado para salir de la postura, hágalo lenta y atentamente; sincronice el movimiento con una respiración natural.
• Tras finalizar el ejercicio, descanse brevemente antes de empezar con el siguiente.

Al finalizar la sesión de ejercicios, tranquilícese de forma adecuada (*ver* capítulo cuatro, páginas 58 a 61, si desea alguna sugerencia).

Los ejercicios

ABDOMINALES YÓGUICOS

1. Tiéndase boca arriba, con las piernas estiradas por delante y ligeramente separadas (Fig. 82). Respire con naturalidad.

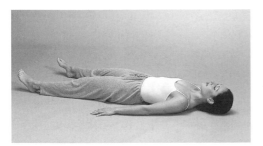

FIGURA 82. ABDOMINALES YÓGUICOS: EN EL SUELO

2. Doble las rodillas y deslice los pies hacia las nalgas hasta que las plantas descansen planas en la estera (mantenga la distancia entre pies y nalgas mientras practica estos abdominales). Descanse las palmas de las manos sobre los muslos (Fig. 83).

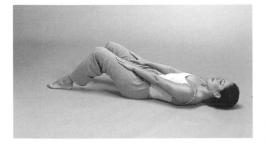

FIGURA 83. ABDOMINALES YÓGUICOS: PALMAS SOBRE LOS MUSLOS

3. *Espire* mientras levanta la cabeza lenta y cuidadosamente. Mantenga la vista en las manos mientras desliza éstas por los muslos, como si fuese a tocar las rodillas (Fig. 84).

4. Cuando sienta el nivel máximo tolerable de tensión en el abdomen, deténgase y mantenga la postura durante todo el tiempo que le resulte cómodo hacerlo. Respire con naturalidad.

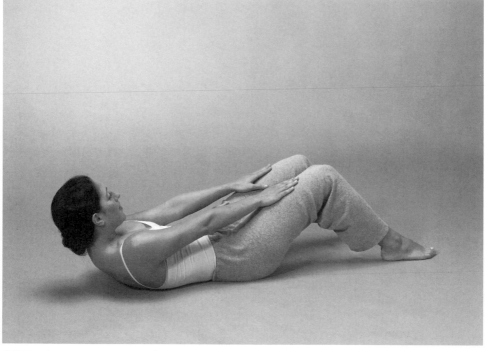

FIGURA 84. ABDOMINALES YÓGUICOS: POSTURA COMPLETA

5. Inspire y regrese a la postura inicial, volviendo a tenderse en la estera. Relaje brazos y manos a los lados (Fig. 82). Descanse.

Notas
- Puede repetir el ejercicio una vez más a lo largo del día.
- *No* es necesario tocar las rodillas. Incorpore el tórax sólo hasta que sienta el punto de máximo estiramiento de los músculos abdominales y deténgase ahí.

INCORPORARSE EN DIAGONAL

1. Tiéndase en el suelo sobre la espalda con las rodillas dobladas y las plantas de los pies apoyadas sobre la estera (Fig. 85). Respire con naturalidad.

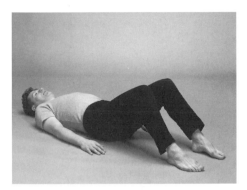

FIGURA 85. INCORPORARSE EN DIAGONAL: PREPARACIÓN

2. Incorpore la parte superior del cuerpo poco a poco, colocando las manos en la cara externa de la rodilla *derecha* (Fig. 86). Sincronice el movimiento con una respiración natural.
3. Mantenga la postura mientras le resulte cómoda. Respire con naturalidad.
4. Vaya descansando el cuerpo sobre la estera poco a poco, hasta regresar a la postura inicial.
5. Repita *Incorporarse en diagonal* del otro lado. Al finalizar, descanse.

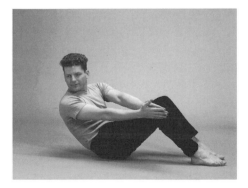

FIGURA 86. INCORPORARSE EN DIAGONAL: POSTURA COMPLETADA, VISTA LATERAL

113

VARIACIÓN AVANZADA

Al ir adquiriendo una mayor fuerza y ganar en confianza, tal vez desee intentar *Incorporarse en diagonal* con los brazos cruzados sobre el pecho o abrazados tras el cuello. En este caso, dirija el hombro izquierdo hacia la rodilla derecha al incorporarse hacia adelante, luego repita la incorporación, dirigiendo el hombro derecho hacia la rodilla izquierda (Figs. 87 y 88).

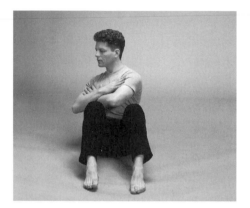

FIGURA 87. INCORPORARSE EN DIAGONAL: VARIACIÓN, VISTA FRONTAL

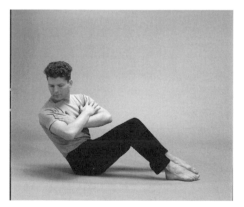

FIGURA 88. INCORPORARSE EN DIAGONAL: VISTA LATERAL

El ejercicio que viene a continuación es de un nivel avanzado. No lo intente si no se siente preparado.

BALANCEO EN ÁNGULO

1. Siéntese con las rodillas flexionadas y las plantas de los pies apoyadas en la estera (Fig. 89). Respire con naturalidad.

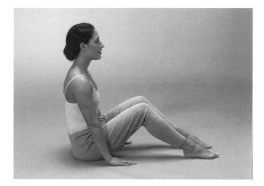

FIGURA 89. BALANCEO EN ÁNGULO:
SENTADO CON LAS RODILLAS FLEXIONADAS

2. Inclínese hacia atrás para balancearse sobre el trasero: los pies dejan de estar en contacto con la estera y las rodillas se acercan al pecho. Utilice las manos para ayudarse si es necesario (Fig. 90). Concentre su atención en la respiración natural para que sea más fácil mantener el equilibrio.

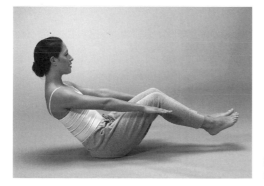

FIGURA 90. BALANCEO EN ÁNGULO:
LEVANTAR LOS PIES, INCLINARSE HACIA ATRÁS

3. Estire los brazos para que estén en línea paralela respecto a la estera. Estire también las piernas (Fig. 91). Siga concentrado y ajuste el grado de inclinación para poder mantener el equilibrio.

4. Mantenga la postura mientras le resulte cómoda, a la vez que respira con natura-
    lidad.

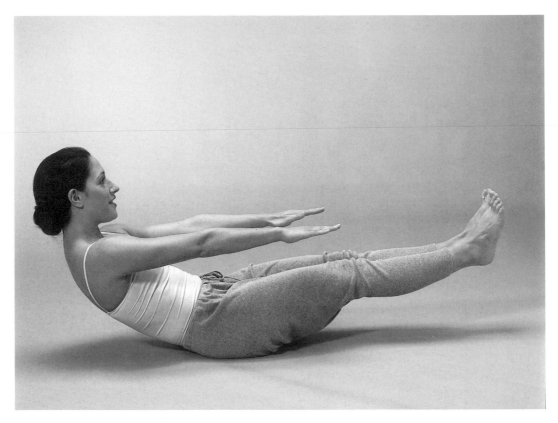

FIGURA 91. BALANCEO EN ÁNGULO: POSTURA COMPLETA, PIERNAS EXTENDIDAS

5. Poco a poco y con cuidado, vaya regresando a la postura inicial.
6. Siéntese o tiéndase en el suelo y descanse.
7. Repita el ejercicio si así lo desea. Luego descanse.

LEVANTAR UNA PIERNA

1. Tiéndase en el suelo, boca arriba, con las piernas extendidas por delante y los brazos relajados a los lados. Respire con naturalidad.
2. Flexione la pierna izquierda y descanse la planta del pie sobre la estera, a una distancia del trasero que le resulte cómoda (Fig. 92).

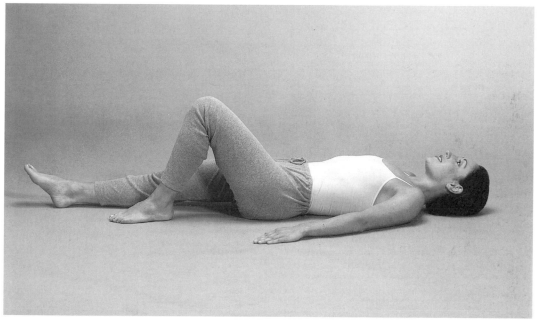

FIGURA 92. LEVANTAR UNA PIERNA: PIERNA IZQUIERDA FLEXIONADA

3. Al espirar, mientras aprieta la región lumbar (cintura) contra la estera, levante la pierna extendida de forma lenta y controlada, hasta que sienta tensarse la parte inferior del abdomen. Si lo desea, puede estirar los dedos de los pies hacia la cabeza, con la planta del pie hacia el techo, para proporcionar un estiramiento terapéutico a los tendones de la corva (Fig. 93).
4. Mantenga la pierna levantada mientras le resulte cómodo. Respire con naturalidad.

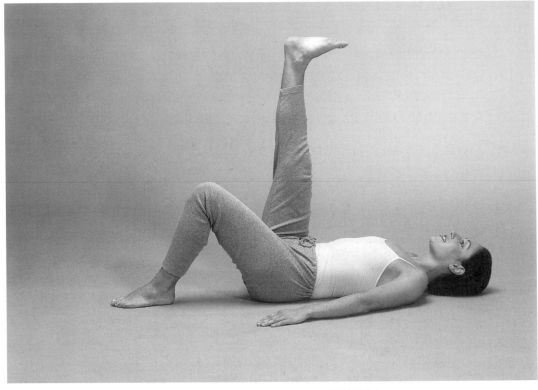

FIGURA 93. LEVANTAR UNA PIERNA: PIERNA IZQUIERDA FLEXIONADA,
PIERNA DERECHA LEVANTADA Y EXTENDIDA

5. Manteniendo la región lumbar presionada firmemente contra la estera, baje la pierna levantada de forma lenta y controlada, sincronizando el movimiento con una respiración natural.

6. Descanse brevemente antes de repetir el ejercicio con la otra pierna. Luego descanse.

Nota

No levante ambas piernas a la vez mientras permanece tendido boca arriba, ya que eso podría causar tensión o dolor de espalda.

ELEVAR EL ABDOMEN

Éste es un ejercicio avanzado. *No* lo practique si tiene la presión alta, úlcera de estómago o intestinal (úlcera péptica), problemas cardíacos o una hernia de hiato (desplazamiento del estómago a través del diafragma). *No* practique *Elevar el abdomen* si está embarazada. En cualquier caso, *consulte con su médico* antes de intentar este ejercicio.

Practique este ejercicio con el estómago vacío; nunca inmediatamente después de comer.

1. Colóquese de pie, separando ligeramente las piernas (unos 25 cm).
2. Flexione las rodillas y gírelas ligeramente hacia fuera, como si fuese a sentarse.
3. Descanse las manos sobre los muslos. El cuerpo permanece en semicuclillas, con la columna vertebral curvada (Fig. 94). Respire con naturalidad.

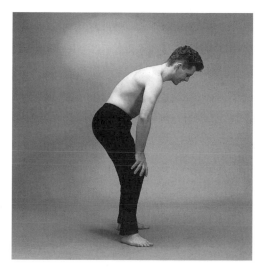

FIGURA 94. ELEVAR EL ABDOMEN:
POSTURA INICIAL, VISTA LATERAL

4. Espire, y una vez expulsado el aire, empuje el abdomen hacia dentro como si fuese a tocar la espina dorsal con el ombligo, y hacia arriba, hacia las costillas (Fig. 95).
5. Mantenga la contracción abdominal hasta que sienta necesidad de inspirar.

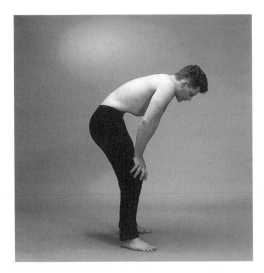

FIGURA 95. ELEVAR EL ABDOMEN:
ABDOMEN METIDO HACIA DENTRO,
VISTA LATERAL

6.   Inspire y relaje el abdomen. Recupere la verticalidad y relaje el cuerpo y los brazos. Vuelva a respirar con naturalidad.

Si lo desea puede repetir el ejercicio de vez en cuando, a lo largo del día.

A fin de completar toda la gama de ejercicios abdominales, practique *Media luna* (Fig. 76, página 100) y *Torsión vertebral* (Figs. 78-79, páginas 101-102). Ambos ejercicios tonificarán y darán firmeza a los músculos oblicuos abdominales que forman parte del corsé en cuádruple sentido descrito anteriormente en este mismo capítulo, en las páginas 101-102.

TRANQUILIZARSE

Tras la sesión de ejercicios, recuerde tranquilizarse. Si desea alguna sugerencia al respecto consulte el capítulo cuatro, páginas 57-61.

CAPÍTULO 7

Piernas fuertes para una espalda fuerte

En el capítulo uno ya se señaló que ciertos músculos de las piernas son considerados sostenes de la espalda y que dos de ellos contribuyen al equilibrio del anillo pélvico, ayudando así a mantener las curvaturas espinales normales (*ver* página 20). En el capítulo dos, que trataba de la postura y la unidad funcional del cuerpo, el acento estaba en el uso de los músculos de las piernas para ayudar a prevenir la tensión en la espalda.

Por ello, parece de sentido común que si vamos a «utilizar las piernas para ayudar a la espalda», éstas deberán ser fuertes, flexibles y funcionar de forma óptima. Así pues, lo más apropiado es dar un breve repaso a los principales músculos de las piernas implicados en la prevención del dolor de espalda.

Músculos de las piernas

Desde los costados de las vértebras lumbares, el músculo *psoas* discurre por la ingle y se inserta en el fémur, el hueso de la parte superior del muslo. El *ilíaco* surge del hueso de la cadera y se une al psoas para insertarse también en el muslo. Ambos (que forman el músculo psoas ilíaco) flexionan y hacen girar los muslos (flexores de la cadera).

Los músculos *cuadríceps*, un total de cuatro, están en la cara anterior de los muslos. Empiezan en la pelvis y el fémur y se insertan en la rótula. Extienden, o estiran, las rodillas.

Los *tendones de la corva*; en la pierna hay tres, discurren por la cara posterior de los muslos, pasando desde la zona inferior de la pelvis para insertarse en los huesos de la parte inferior de la pierna (tibia y peroné). Flexionan las piernas y aducen (tiran hacia el centro del cuerpo) y estiran los muslos.

Los *glúteos*, que conforman las prominencias del trasero, ayudan a levantar el tronco, que pasa de estar encorvado a adoptar una postura erecta y a estirar los muslos, abduciéndolos (separándolos del cuerpo).

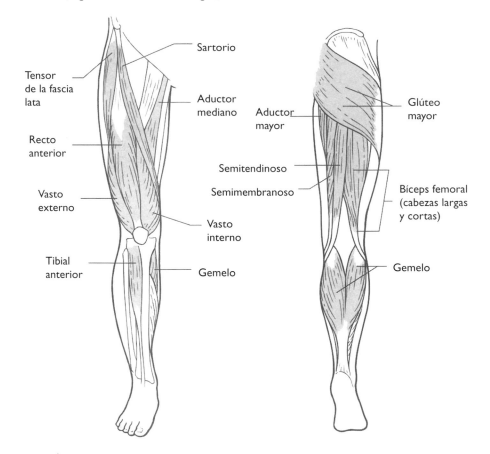

FIGURA 96. LOS MÚSCULOS DE LA PIERNA

Antes de iniciar los ejercicios

Por favor, *consulte con su médico* antes de realizar estos ejercicios o cualquier otros.

Las embarazadas pueden consultar mi libro titulado *Yoga para la embarazada (ver* Bibliografía).

PREPARATIVOS PARA LOS EJERCICIOS

Antes de practicar los ejercicios que siguen, asegúrese de entrar en calor de manera adecuada (*ver* capítulo cuatro). Repase también las instrucciones generales (también en el capítulo cuatro) que pueden aplicarse a la práctica de todos los ejercicios descritos en los capítulos cinco, seis y siete. Éste es un rápido resumen de dichas instrucciones:

- Vista prendas sueltas y cómodas que le permitan respirar y estirarse con facilidad.
- Practique los ejercicios sobre una superficie firme y acolchada, como un suelo enmoquetado (al que me referiré como la «estera»).
- Concéntrese completamente en lo que está haciendo. Sincronice el movimiento con la respiración.
- Practique los ejercicios lentamente y con total atención.
- Una vez que haya completado el ejercicio, y sin forzarse, mantenga la postura durante tantos segundos como le apetezca, o mientras se encuentre cómodo (a lo que me referiré como «mantener» la postura).
- Mientras mantiene la postura, *no* aguante la respiración; siga respirando con naturalidad.
- Cuando esté preparado para salir de la postura, hágalo lenta y atentamente; sincronice el movimiento con una respiración natural.
- Tras finalizar el ejercicio, descanse brevemente antes de empezar con el siguiente.
- Al finalizar la sesión de ejercicios, sosiéguese de forma adecuada (*ver* capítulo cuatro si desea alguna sugerencia).

Los ejercicios

LA MARIPOSA

1. Siéntese en la estera con las piernas dobladas hacia dentro y las plantas de los pies juntas. Estreche los pies con las manos y acérqueselos cómodamente al cuerpo (Fig. 97). Respire con naturalidad.

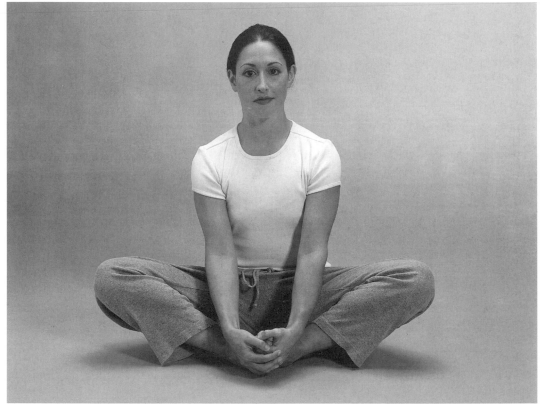

FIGURA 97. LA MARIPOSA: RODILLAS ABAJO

2. Baje las rodillas (Fig. 98) y súbalas alternadamente, como si fuese una mariposa batiendo las alas. Hágalo tantas veces como desee, a un ritmo de lento a moderado.
3. Relaje los brazos y las manos, estire las piernas y descanse.

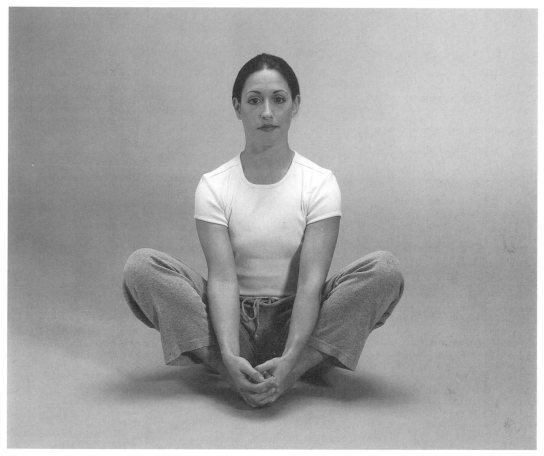

FIGURA 98. LA MARIPOSA: RODILLAS ARRIBA

La mariposa es un excelente calentamiento para las piernas y las articulaciones de la cadera.

Si desea practicar otros ejercicios adecuados para los músculos flexores de la cadera, utilice las presiones de rodillas *(ver* capítulo cinco, páginas 89-90).

POSTURA DE EQUILIBRIO

1. Permanezca de pie, con los pies cómodamente separados y el peso corporal distribuido de forma pareja entre ambos pies. Relaje los brazos a los costados (Fig. 99). Respire con naturalidad.

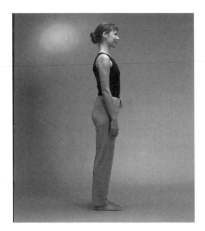

FIGURA 99. POSTURA DE EQUILIBRIO: POSICIÓN INICIAL

2. Desplace el peso al pie *izquierdo*. Concéntrese en la respiración para ayudarse a mantener la estabilidad.
3. Doble la pierna *derecha*. Agarre el tobillo con la mano *derecha* y acérquese el pie todo lo posible al trasero, sin forzar (Fig. 100).

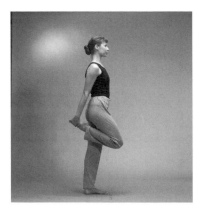

FIGURA 100. POSTURA DE EQUILIBRIO: AGARRAR EL TOBILLO DERECHO

4. Levante el brazo *izquierdo*. Manténgalo estirado y en línea con la oreja (Fig. 101).

5. Mantenga la postura mientras le resulte cómoda. Concentrarse en la respiración regular le ayudará a mantener el equilibrio.

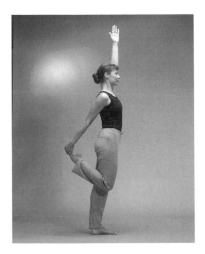

FIGURA 101. POSTURA DE EQUILIBRIO:
POSTURA COMPLETA, TOBILLO DERECHO AGARRADO,
BRAZO IZQUIERDO ELEVADO

6. Regrese poco a poco a la postura inicial. Descanse.

7. Repita el ejercicio, en esta ocasión sosteniéndose en la pierna *derecha* y levantando el brazo *derecho*. Luego descanse.

La *Postura de equilibrio*, a la que a veces se denomina *Estiramiento de cuadríceps*, condiciona a los cuadríceps, tal y como indica el nombre. También desarrolla e incrementa la concentración que, según aseguran los expertos, es requisito previo para levantar cosas con seguridad *(ver* capítulo dos, páginas 36-37). A veces practico una versión tendida en el suelo de la *Postura de equilibrio*:

127

POSTURA DE EQUILIBRIO BOCA ABAJO

1. Tiéndase boca abajo, luego tuerza la cabeza a un lado para facilitar la respiración. Puede colocar un cojín plano o una toalla doblada bajo la pelvis para arquear la zona inferior de la espalda. Mantenga las piernas juntas o cómodamente separadas (Fig. 102). Respire con naturalidad.

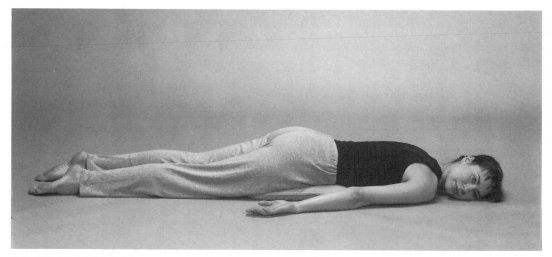

FIG. 102. POSTURA DE EQUILIBRIO BOCA ABAJO: POSICIÓN INICIAL

2. Doble las piernas, llevando los talones hacia el trasero (Fig. 103). Al hacerlo debería sentir un estiramiento delicioso de los músculos de los muslos.

3. Otra opción es doblar y enderezar las piernas varias veces seguidas, o bien mantener los pies en posición, siempre y cuando siga sintiéndose cómodo, antes de volver a la posición inicial. Luego descanse.

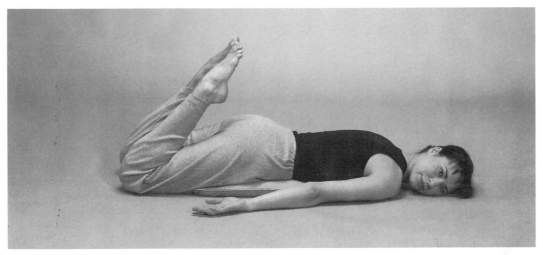

FIGURA 103. POSTURA DE EQUILIBRIO BOCA ABAJO: COMPLETA

UNA VARIACIÓN FÁCIL

Quienes tengan dificultades para hacer la *Postura de equilibrio* sin la ayuda de un sostén o soporte, pueden agarrarse con una mano a algo estable (como un poste o una pieza de mobiliario), utilizando la mano libre para agarrarse el pie.

EL PERRO SE ESTIRA

Advertencia

No practique *El perro se estira* si tiene la presión sanguínea alta o padece del corazón o cualquier otro desorden que pudiera provocarle sensación de mareo al dejar colgar la cabeza hacia abajo. Consulte con su médico.

1. Empiece poniéndose a gatas, sobre manos y rodillas, pero coloque las manos de manera que los brazos adopten una suave pendiente hacia adelante (Fig. 104). Respire con naturalidad.

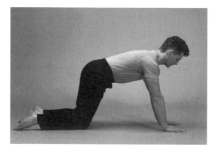

FIGURA 104. EL PERRO SE ESTIRA:
A GATAS, CON LAS RODILLAS EN EL SUELO

2. Coloque los pies sobre la estera de manera que los dedos de los pies apunten hacia delante. Balancéese ligeramente hacia atrás y levante las rodillas de la estera. Mire hacia abajo (Fig. 105). Empuje con los talones hacia la estera pero no fuerce los músculos de la parte de atrás de las piernas (tendones de la corva).

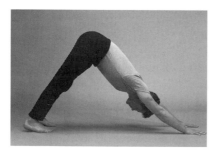

FIGURA 105. EL PERRO SE ESTIRA:
COMPLETA, CON PIERNAS Y BRAZOS EXTENDIDOS

3. Mantenga la postura mientras le resulte cómoda. Respire con naturalidad.
4. Balancéese suavemente hacia adelante antes de regresar a la postura inicial a gatas. Siéntese en los talones adoptando la *Postura sentada japonesa* (Fig. 106).
5. Descanse en *La postura del niño* (Figs. 71-72, página 98).

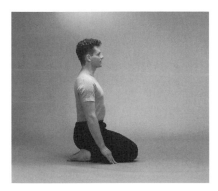

FIGURA 106. EL PERRO SE ESTIRA: RECUPERACIÓN, POSTURA SENTADA JAPONESA

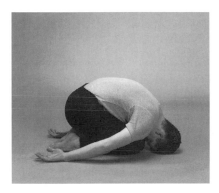

FIGURA 107. EL PERRO SE ESTIRA: RECUPERACIÓN, *LA POSTURA DEL NIÑO*

Otros ejercicios que también mantendrán los tendones de la corva en buena forma son: *Empuje* (capítulo dos, Fig. 19, página 38) y *Rotación de tobillos* (capítulo cuatro, página 65).

MEDIA POSTURA DEL SALTAMONTES

1. Tiéndase boca abajo, con la barbilla tocando la estera y las piernas ligeramente separadas. Mantenga los brazos estirados junto al cuerpo. Convierta las manos en puños, con los pulgares hacia abajo (Fig. 108). Respire con naturalidad.

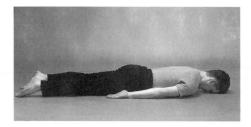

FIGURA 108. MEDIA POSTURA DEL SALTAMONTES:
POSICIÓN INICIAL

2. Espire y poco a poco y con cuidado vaya elevando la pierna tanto como le resulte cómodo. La barbilla, los brazos y el cuerpo permanecen en contacto con la estera (Fig. 109)
3. Mantenga la pierna elevada mientras le resulte cómodo, sin forzar. Respire con naturalidad.

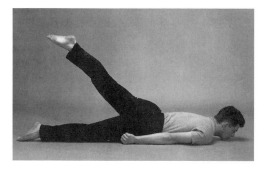

FIGURA 109. MEDIA POSTURA DEL SALTAMONTES:
POSTURA COMPLETA, PIERNA ELEVADA

4. Baje la pierna lenta y controladamente. Descanse.
5. Repita el ejercicio con la otra pierna. Descanse.

Tras practicar la *Media postura del saltamontes* puede intentar descansar en *La postura del niño* (Figs. 71-72, página 98).

LA PINZA (DE PIE)

1. Permanezca de pie, con los pies cómodamente separados y el peso corporal distribuido de forma pareja entre ambos pies. Relaje los brazos a los costados (Fig. 110). Respire con naturalidad.

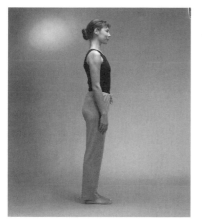

FIGURA 110. LA PINZA: DE PIE

2. Desplace el peso a un pie. Lenta y cuidadosamente levante el otro pie y acérquelo hacia la cintura (Fig. 111).

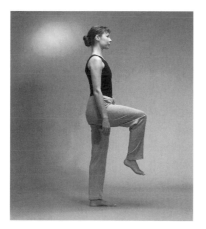

FIGURA 111. LA PINZA: A MEDIO CAMINO

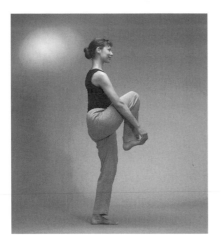

FIGURA 112. LA PINZA: AGARRAR LOS DEDOS DE LOS PIES

3. Agárrese los dedos del pie levantado, utilizando el otro brazo para ayudarse a mantener el equilibrio (Fig. 112). Si se concentra en una respiración regular, le será más fácil mantener el equilibrio.

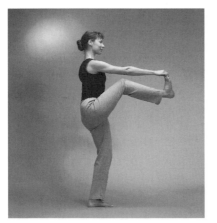

FIGURA 113. LA PINZA: DEDOS DE LOS PIES AGARRADOS, PIERNAS DOBLADAS

4. Manteniendo sujetos los dedos de los pies, intente enderezar la pierna levantada (Fig. 114). No fuerce los músculos de la cara posterior de la pierna (tendones de la corva).

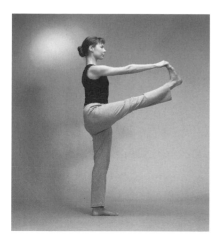

FIGURA 114. LA PINZA: DEDOS DE LOS
PIES AGARRADOS, PIERNA EXTENDIDA

5. Mantenga la postura mientras le resulte cómoda mientras respira con naturalidad.

6. Prepárese para regresar a la postura inicial: doble lentamente la pierna levantada y suelte los dedos de los pies. Baje la pierna y relaje los brazos. Descanse.

7. Repita el ejercicio con la otra pierna. Luego descanse.

La postura de *La pinza (de pie)* no sólo es excelente para mejorar el tono de los tendones de la corva, sino también para reforzar los tobillos y el abdomen. Además, es estupenda para desarrollar la concentración, un prerrequisito esencial para llevar a cabo correctamente acciones como inclinarse, incorporarse, levantar peso y manejar una pala *(ver* capítulo dos, páginas 35-39).

VARIACIÓN

La siguiente es una variación más difícil de *La pinza (de pie)*. Además de los beneficios ya enumerados, esta versión del ejercicio también trabaja los músculos internos de la pierna.

1. Permanezca de pie, con el peso corporal distribuido de forma pareja entre ambos pies. Relaje los brazos a los costados. Respire con naturalidad.

2. Desplace el peso a un único pie. Lenta y cuidadosamente vaya levantando el otro pie y acercándolo a la cintura.

3. Agarre los dedos del pie levantado, utilizando el otro brazo para ayudarse a mantener el equilibrio.

4. Manteniendo sujetos los dedos de los pies, intente enderezar la pierna levantada. No fuerce los músculos de la cara posterior de la pierna (tendones de la corva).

5. Lenta y controladamente lleve la pierna levantada hacia el lado, hasta donde le resulte cómodo. Si se concentra en una respiración regular, le será más fácil mantener el equilibrio.

6. Mantenga la postura mientras le resulte cómoda.

7. Lleve lentamente la pierna levantada de nuevo hacia el centro y vuelva a adoptar la postura inicial.

8. Repita el ejercicio con la otra pierna. Luego descanse.

LA PINZA (SUPINA)

Éste es uno de mis ejercicios favoritos. Me parece maravilloso para ayudarme a aliviar una espalda cansada. También pone en forma los músculos de las piernas.

1. Tiéndase sobre la espalda (postura supina), con las piernas extendidas por delante de usted y los brazos relajados a los lados. Respire con naturalidad.
2. Doble primero una pierna y luego la otra, descansando la planta de los pies sobre la estera.
3. Acérquese una rodilla, y luego la otra, hacia el pecho (Fig. 115).

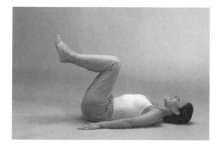

FIGURA 115. LA PINZA SUPINA:
BRAZOS ABAJO, RODILLAS DOBLADAS

4. Coloque los dedos de la mano izquierda bajo los dedos del pie izquierdo; haga lo mismo entre los dedos de la otra mano y del otro pie.
5. Agarrando los dedos de los pies con seguridad, extienda las piernas con cuidado (Fig. 116). No fuerce. Al ir aumentando la flexibilidad, podrá estirarlas por completo.
6. Mantenga la postura mientras le resulte cómoda. Respire con naturalidad.

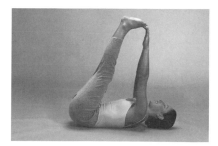

FIGURA 116. LA PINZA SUPINA:
DEDOS DE LOS PIES AGARRADOS, PIERNAS ESTIRADAS

7   Suelte los dedos de los pies, doble las piernas y, una después de la otra, descanse las plantas de los pies sobre la estera. Estire las piernas, descanse los brazos a los lados y relájese.

VARIACIÓN

1   Tiéndase boca arriba (postura supina), con las piernas estiradas frente a usted y los brazos relajados a los lados. Respire con naturalidad.
2   Flexione primero una pierna y luego la otra, descansando la planta de los pies sobre la estera.
3   Acérquese una rodilla, y luego la otra, hacia el pecho.
4   Coloque los dedos de la mano izquierda bajo los dedos del pie izquierdo; haga lo mismo entre los dedos de la otra mano y del otro pie.
5   Agarrando los dedos de los pies con seguridad, extienda las piernas con cuidado. No fuerce.
6   Poco a poco, vaya abriendo las piernas hasta donde le resulte cómodo (Fig. 117). Respire con naturalidad.

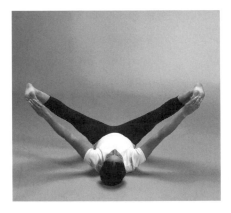

FIGURA 117. LA PINZA SUPINA:
DEDOS DE LOS PIES AGARRADOS, PIERNAS ABIERTAS

LA PINZA (SENTADA)

Esta postura recuerda *Balanceo en ángulo (ver* capítulo seis, Fig. 91, página 116) y al igual que aquél, éste también es un ejercicio de concentración.

Además, *La pinza (sentada)* trabaja los músculos de la pierna, sobre todo los tendones de la corva y los cuadríceps (músculos del muslo), importantes para determinar el ángulo de inclinación pélvica, y por tanto, a la hora de mantener una buena postura *(ver* capítulo uno, página 19).

1   Siéntese con las piernas dobladas y con las plantas de los pies descansando en la estera. Respire con naturalidad.
2   Acérquese las rodillas al pecho, inclinándose ligeramente hacia atrás al mismo tiempo, de manera que levante los pies de la estera, equilibrándose sobre el trasero (Fig. 118).

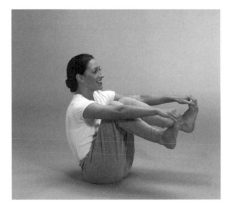

FIGURA 118. LA PINZA:
DEDOS DE LOS PIES AGARRADOS, RODILLAS DOBLADAS

3   Coloque los dedos de la mano izquierda bajo los dedos del pie izquierdo; haga lo mismo entre los dedos de la otra mano y del otro pie. Concéntrese en la respiración para ayudarse a mantener la estabilidad.
4   Agarrando los dedos de los pies con seguridad, extienda las piernas con cuidado (Fig. 119).
5   Mantenga la postura mientras le resulte cómoda.

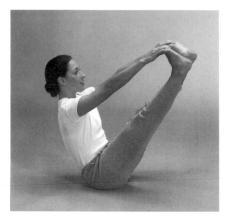

FIGURA 119. LA PINZA: DEDOS DE LOS PIES
AGARRADOS, PIERNAS ESTIRADAS

6   Suelte los dedos de los pies, acerque las rodillas hacia el pecho y adopte lentamente
    la postura inicial. Descanse.

TRANQUILIZARSE

Al finalizar la sesión de ejercicios, sosiéguese de forma adecuada (*ver* capítulo cuatro si
desea alguna sugerencia).

CAPÍTULO 8

Relajación para una espalda sin dolor

Nadie puede decir con certeza por qué algunas personas son menos susceptibles de sufrir dolor de espalda que otras de constitución y forma de vida parecidas. Pero los expertos creen que la respuesta radica en parte en la psique. Basan dicha creencia en la observación de que las emociones suprimidas suelen hallarse en la raíz de la tensión muscular que genera dolor de espalda, de cabeza y en cualquier otro lugar del cuerpo. En pocas palabras, los síntomas físicos puede ser manifestaciones de problemas psicológicos subyacentes.

Quienes consideren dichas opiniones con escepticismo sólo tienen que pensar en reacciones comunes, como ruborizarse a causa de una situación embarazosa y excitarse sexualmente con sólo pensar en un objeto de atracción. Los mecanismos responsables de esas respuestas deben ser parecidos a los que producen el dolor de espalda. En realidad, hay muchos casos registrados que ilustran que el dolor de espalda proviene de fuentes de aflicción enterradas en las profundidades de la mente. Uno de esos casos aparece citado por Kenneth Pelletier, que habla de un cardiólogo de edad mediana con un problema de dolor de espalda crónico. Su médico descubrió, durante la terapia, que cuando el paciente era adolescente, recibió un golpe de su padre que le derribó. En el suelo y sin aire, el muchacho resoplaba una y otra vez, arqueando los hombros hacia atrás, tratando desesperadamente de recobrar el aliento. Desde entonces, siempre que se veía sometido a una situación de gran estrés, el cardiólogo repetía automáticamente la respiración de resuello y arqueaba la espalda, algo que de chico le había proporcionado alivio. Por desgracia, esas estrategias sólo agravaron su problema de espalda de adulto.

Según han observado expertos como Frederick Leboyer, el estado de ánimo es un reflejo del estado de nuestra espalda, que aunque está en la parte de atrás, puede influenciar nuestro talante.

Comprender el dolor

El grado de dolor experimentado está influido no sólo por factores físicos (como la presión en las terminaciones nerviosas), sino también por las creencias religiosas, la etnia, y la personalidad. También la memoria, la atención, el miedo, la depresión, y causas de estrés como la insatisfacción laboral, juegan un papel en la forma en que respondemos a los estímulos dolorosos. Todo ello puede aumentar y prolongar el dolor de espalda y las molestias añadidas.

Tolerar el dolor

En la década de 1960, Ronald Melzack, profesor de la Universidad McGill, Canadá, y Patrick Wall, propusieron una teoría acerca de por qué algunos individuos parecían tolerar mejor que otros el dolor. Propusieron una «teoría de la puerta espinal de control» por la que sugerían la existencia de un mecanismo nervioso que, en efecto, abre y cierra una «puerta» que regula el estímulo doloroso que alcanza el cerebro para ser interpretado. Este mecanismo puede alterarse mediante ciertos procesos psicológicos, como los mencionados anteriormente: miedo, herencia cultural y componentes de la personalidad.

El doctor Steven Brena, autor de *Yoga and Medicine*, ofrece un ejemplo acerca de cómo podría funcionar la puerta espinal. Imagine que está de pie en un prado o campo, sosteniendo un vaso de papel con una bebida caliente. Derrama algo del contenido y se quema. Deja caer el vaso y sacude la mano. Ahora imagínese estando en casa de su jefe. En la mano sostiene una cara taza de porcelana. Vuelve a quemarse la mano. No obstante, en esta ocasión, *primero deposita la taza a salvo en algún lugar, y luego sacude la mano*. ¿Por qué dos reacciones tan diferentes frente a incidentes tan parecidos? En el segundo ejemplo, cuando la sensación de haberse quemado fue transmitida al cerebro, usted *evaluó* rápidamente las consecuencias de dañar la moqueta del jefe o de romper la taza de cerámica. Los centros emocionales del cerebro inhibieron las sensaciones de dolor hasta *después* de poner a salvo la taza y evitar ensuciar la moqueta. Dicha inhibición no tuvo lugar en el primer ejemplo porque, tras la estimación realizada, se determinó que no podía sucederle nada malo al campo ni al vaso de papel que tiró.

Lo anteriormente explicado encaja con la teoría del control de la puerta espinal. En pocas palabras, cuando la puerta está «abierta», los impulsos dolorosos pueden penetrar hasta el cerebro, donde son interpretados como dolor. Pero cuando la puerta está «cerrada», son pocas o nulas las sensaciones que pueden colarse. La puerta espinal impide, por así decirlo, la entrada de impulsos sensoriales.

CERRAR LA PUERTA

¿Cómo podemos cerrar nuestra puerta espinal a fin de evitar que algunos de los estímulos dolorosos alcancen el cerebro? ¿Cómo podemos alterar nuestra evaluación mental de la herida?

Podemos utilizar drogas, como analgésicos y tranquilizantes, para embotar las respuestas emocionales. No obstante, esos medicamentos pueden producir efectos secundarios como náuseas, presión alta o baja, mareos, dolor de cabeza, estreñimiento y otros desagradables síntomas. También se pueden utilizar medidas naturales de control del dolor.

Yoga para aliviar el dolor de espalda

CONTROL NATURAL DEL DOLOR

Según el doctor Brena, todo el mundo tiene la capacidad de limitar o incluso prevenir el dolor a través de la fuerza de voluntad. Los métodos naturales paliativos del dolor se basan principalmente en «cerrar la puerta» a la entrada de los estímulos dolorosos. Comparados con las drogas, los métodos naturales tienen la ventaja de no producir efectos nocivos. Lo que hacen es poner en juego los recursos propios del cuerpo para regular el dolor y fomentar el bienestar. Entre los métodos de alivio del dolor más frecuentemente utilizados está la acupuntura, la estimulación eléctrica transcutánea de los nervios, la psicoterapia, la biorretroalimentación, la hipnosis, la aplicación de calor o de frío y el masaje. Todos son enfoques muy respetables y eficaces para el control del dolor. Pero no obstante, requieren de la ayuda de un agente externo, como pueda ser el terapeuta o una máquina o aparato. Sin embargo, con las técnicas yóguicas, todo lo que se necesita son los propios recursos naturales, que están en nosotros, estemos donde estemos.

Nota
Si el dolor persiste, acuda a ver a un médico.

ALIVIO DEL DOLOR MEDIANTE EL YOGA

Las técnicas yóguicas de alivio del dolor operan basándose en los siguientes principios:

• Tratan de prevenir los impulsos dolorosos en la periferia (extremidades del cuerpo).
• Intentan detener los impulsos dolorosos cuando éstos se desplazan a través de la médula espinal.
• Alteran y reducen la percepción del dolor y la reacción ante él.
• Influyen para que llegue una cantidad mayor de oxígeno a los tejidos corporales, arrastrando los irritantes.
• Reeducando músculos en desuso.

Las técnicas que aparecen a continuación ponen en práctica dichos principios.

Meditación

Dicho en pocas palabras, la meditación es hacer una cosa cada vez, y sólo una. La atención se concentra en un objeto o actividad cada vez, excluyendo todo lo demás.

Entre los beneficios derivados de la práctica regular de la meditación está la capacidad de relajarse pudiendo mantener la alerta mental y un aumento de la resistencia de la piel, que indica descenso de la ansiedad y la tensión nerviosa.

Cada vez son más los médicos que recomiendan un período de meditación diaria como ayuda en el tratamiento de diversos desórdenes de la salud. No obstante, para su tranquilidad, *obtenga permiso de su médico* para practicar las meditaciones que siguen.

Antes de empezar la meditación:

- Elija un lugar razonablemente tranquilo donde no será interrumpido al menos durante media hora.
- Siéntese cómodamente, sobre una estera o en una silla que le sostenga adecuadamente la espalda.
- Mantenga una buena alineación de la columna vertebral y el cuerpo relajado (la práctica regular de una técnica de relajación, como la del ejercicio *Relajación completa*, que aparece en el capítulo cuatro [Fig. 41, página 77], le ayudará a conseguir un grado profundo de relajación en poco tiempo).
- Establezca un ritmo respiratorio lento, tranquilo y regular; respire a través de la nariz.
- Permanezca totalmente atento a lo que está haciendo.

Una vez conseguido todo ello se hallará en situación de empezar. No se desanime si su mente vaga al principio. Con la práctica regular eso sucederá cada vez en menos ocasiones, así que persevere.

MEDITACIÓN BÁSICA

1. Siéntese cómodamente con el cuerpo relajado. Fíjese especialmente en la mandíbula: suelte los dientes y mantenga los labios en contacto pero sin apretar. Descanse las manos en el regazo o sobre los muslos. Cierre los ojos (Fig. 120). Respire con naturalidad.
2. Al espirar, diga mentalmente la palabra «uno».
3. Inspire lenta y reposadamente.
4. Diga «uno», mentalmente, al espirar.
5. Vuelva a contar «uno», siempre al espirar.

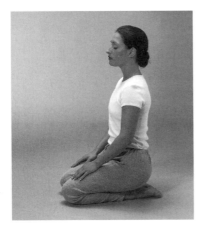

FIGURA 120. MEDITACIÓN: ESTILO JAPONÉS

Cuando se distraiga, oriéntese con suavidad hacia la meditación y vuelva a empezar la serie.

Utilice una palabra con la que se sienta cómodo. Son especialmente eficaces las palabras compatibles con las creencias religiosas o de otro tipo, por ejemplo: amén, paz, amor, om o shalom.

Cuando sienta la necesidad de finalizar la meditación hágalo con lentitud y atención. Nunca con prisas. Abra los ojos. Estire los miembros o masajéelos con suavidad, o haga algún ejercicio sencillo de calentamiento, como rotar los tobillos o los hombros. Respire hondo varias veces.

MEDITACIÓN CURATIVA

1. Siéntese cómodamente con el cuerpo relajado. Fíjese especialmente en la mandíbula: suelte los dientes y mantenga los labios en contacto pero sin apretar. Descanse las manos en el regazo o sobre los muslos. Cierre los ojos (Fig. 121). Si está sentado en una silla con reposabrazos, descanse las manos en él. Respire con naturalidad.

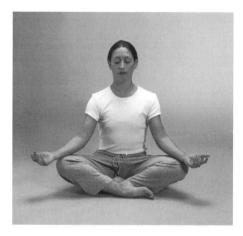

FIGURA 121. MEDITACIÓN:
SENTADA, PIERNAS CRUZADAS

2. Al inspirar, visualice que toma energía curativa —tal vez en forma de una luz sosegante— que llega a la zona afectada, llenándola de calor y alivio.

3. Al espirar, visualice la eliminación de las sustancias productoras de dolor a través del aire que sale.

4. Mantenga la atención puesta en la zona afectada, en la respiración y la visualización. Si sus pensamientos se distraen en cuestiones no relacionadas, oriéntelos con suavidad de regreso a la meditación.

5. Incorpórese cuando se sienta preparado para hacerlo: abra los ojos, estire los miembros y realice suaves ejercicios de calentamiento, siempre que tenga necesidad de hacerlos. Respire hondo varias veces, sin forzar.

VARIACIONES DE MEDITACIÓN CURATIVA

1. Siéntese o tiéndase en el suelo cómodamente. Relaje la mandíbula y respire con na-turalidad. Cierre los ojos.
2. Frótese las manos con energía para calentarlas. Póselas ligeramente sobre la zona afectada del cuerpo.
3. Al inspirar, visualice un tranquilizador arroyo de agua descendiendo por sus brazos y a través de los dedos y por la zona dolorida. Imagine que el agua cuenta con pro-piedades curativas, y que baña toda esa zona.
4. Al espirar, visualice la herida o el dolor, tal vez en forma de neblina, que se desva-nece con la espiración.
5. Repita este ejercicio tanto como desee, o hasta que experimente alivio.

Siempre que la atención se distraiga, oriéntela suave y amablemente hacia la respi-ración y la visualización, y vuelva a iniciar el ejercicio.

Recuerde finalizar la meditación lentamente y con atención, realizando primero al-gunos movimientos corporales suaves, como rotar los tobillos o estirar los miembros.

Éstas son otras visualizaciones que también puede probar:

• Con el ojo de la mente, imagine un cepillo suave eliminando depósitos de polvo que se hubieran formado entre las articulaciones de la columna vertebral, convirtiéndo-las en rígidas y dolorosas. Sincronice el «cepillado» con cada inspiración; con cada es-piración, imagine que los depósitos van desapareciendo, esparciéndose en el aire, sin volver a posarse.

• Visualice que unas manos suaves y cariñosas le aplican un bálsamo curativo y recon-fortante sobre la piel de la zona afectada. Según va siendo absorbido el bálsamo por la piel, visualice la zona afectada, que se va aflojando, perdiendo la rigidez, reláján-dose, y que la herida desaparece. Sincronice dichas visualizaciones con la respiración, que siempre debe ser lenta y suave.

• Imagine que escucha las agradables notas de una música distante. Sienta que está apaciguando su angustia y proporcionándole bienestar.

Existen posibilidades infinitas. Las imágenes que seleccione deben reflejar sus propias inclinaciones naturales y resultarle próximas.

Concentración

La concentración, como observó el psicoanalista Erich Fromm en su conocida obra *El arte de amar*, es algo raro en nuestra cultura. Nos sentimos inclinados a hacer varias cosas a la vez: leer, escuchar la radio o hablar, a la vez que fumamos, comemos y/o bebemos. No obstante, a fin de prevenir las lesiones y salir con bien de cualquier cosa que hagamos, necesitamos saber cómo dirigir y mantener la atención en una cosa o persona cada vez, a pesar de los estímulos que pudieran distraernos.

A causa de esta disposición a hacer varias cosas a la vez, solemos tener dificultades para permanecer quietos. Observe a las personas de cualquier grupo del que forme parte y se dará cuenta de qué pocas manos y bocas están tranquilas y quietas. Parece que siempre exista una obligación de hablar y moverse.

Sólo cuando aprendemos a estar física y mentalmente quietos podemos albergar la esperanza de llegar a dominar el arte de la concentración. Porque sólo entonces podemos conceder la atención plena que necesita cualquier actividad que pretenda ser segura y eficaz.

Es una equivocación pensar que concentrarse en algo nos vacía de energía y que genera cansancio. Cuando concentramos nuestra atención en una sola cosa, excluyendo todo lo demás, de hecho estamos fomentando un estado de alerta, y el cansancio que provoca es saludable, en lugar de enervante.

Como no hay ningún arte que pueda ser aprendido sin la práctica regular, a continuación aparecen unas cuantas técnicas de concentración muy eficaces para que las convierta en parte de su programa de ejercicios diarios (los ejercicios *Balanceo en ángulo*, página 115; *Postura de equilibrio*, página 126; y *La pinza*, página 133, también le ayudarán a desarrollar capacidad de concentración).

CONCENTRARSE EN UNA VELA

Para este ejercicio coloque una vela encendida a la altura de los ojos, o ligeramente por debajo, sobre una mesa o taburete, dependiendo de dónde se siente.

1. Mire fijamente la llama de la vela, sin olvidarse de respirar con naturalidad (Fig. 122). Pestañee si le resulta necesario.
2. A continuación, cierre los ojos y retenga o recuerde la imagen de la llama. Si desaparece, no se angustie. Oriéntese mentalmente en la dirección en la que desapareció y convénzala de que regrese. Respire con naturalidad.
3. Abra los ojos al cabo de dos minutos. Relájese.

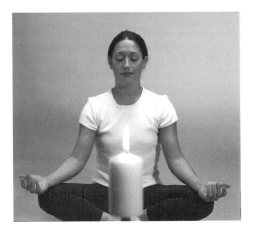

FIGURA 122. CONCENTRARSE EN UNA VELA

Aumente el tiempo que pasa mirando la llama y recordando su imagen en cada ocasión que practique dicho ejercicio, hasta que alcance una duración de entre cinco y diez minutos.

VARIACIÓN

En lugar de una vela, puede utilizar cualquier objeto pequeño y agradable, como una flor, una fruta, un dibujo o incluso una piedra de la playa.

CONCENTRARSE EN LA RESPIRACIÓN

1. Siéntese cómodamente. Relaje el cuerpo. Relaje la mandíbula y respire con naturalidad. Cierre los ojos.
2. Inspire lenta, suave y tan profundamente como pueda, sin forzar.
3. Espire de forma lenta y completa, sin forzar. Al final de la espiración cuente mentalmente: «Mil, dos mil».
4. Repita el ejercicio: inspirar y luego espirar seguido de la cuenta mental, tantas veces como desee.
5. Abra los ojos. Continúe respirando sin contar.

Si se distrae de la respiración y la cuenta, oriente suavemente su atención hacia ellas y continúe con el ejercicio.

Este ejercicio ayuda a contrarrestar la ansiedad, que tiende a agravar el dolor.

CONCENTRARSE EN EL SONIDO

1. Siéntese cómodamente. Relaje la mandíbula. Relaje el resto del cuerpo. Cierre los ojos. Respire con naturalidad.
2. Inspire lenta, suave y tan profundamente como pueda, sin forzar.
3. Al espirar de forma lenta y suave, provoque un zumbido regular, como el de una abeja. Permita que el zumbido se prolongue tanto como la espiración, sin forzar.
4. Repita la inspiración seguida de espiración con zumbido tantas veces como desee. Intente sumergirse totalmente en el sonido.
5. Abra los ojos y vuelva a respirar con normalidad, sin el zumbido.

Si se distrae, oriente suavemente su atención hacia el ejercicio y vuelva a comenzar.

Yoga para aliviar el dolor de espalda

Ejercicios respiratorios

Al principio de este capítulo (página 141) esbocé los principios en los que se basan las técnicas yóguicas de alivio del dolor. Los ejercicios de visualización descritos resultan útiles para ayudar a alterar o reducir la percepción del dolor y la posterior reacción. Ayudan a impedir que los impulsos dolorosos lleguen al cerebro.

Los ejercicios respiratorios que siguen a continuación están basados en esos principios. Además, ayudan a mejorar el suministro de oxígeno que llega a los tejidos corporales para limpiarlos de los irritantes que contribuyen a las molestias y el dolor. También facilitan la reeducación de los músculos implicados en el proceso respiratorio, sobre todo el diafragma, situado entre el pecho y el abdomen.

REQUISITOS PREVIOS PARA UNA RESPIRACIÓN EFICAZ

1. Una postura naturalmente erecta de la columna vertebral, con la caja torácica relajada para evitar la compresión en el pecho de los pulmones y otros órganos importantes (corazón y grandes vasos sanguíneos).
2. Una inspiración lenta, regular y profunda, que utiliza primero el diafragma como una bomba succionadora, para luego expandir la cavidad torácica con la ayuda de los músculos del pecho.
3. Una espiración lenta y regular, que utilice principalmente el diafragma en sentido contrario, como una especie de bomba exprimidora.
4. Un ritmo respiratorio regular.
5. A menos que se especifique lo contrario, respire por la nariz, con la boca cerrada, de manera que el aire pueda calentarse y humedecerse antes de entrar en los pulmones.
6. Un cuerpo relajado. Ponga especial atención en la mandíbula, rostro y manos.

Se sabe que respirar de forma lenta y profunda mejora la oxigenación de la sangre. Eso significa una mejor alimentación de los tejidos corporales, y una mejora en la eliminación de productos sobrantes, perjudiciales para la salud.

RESPIRACIÓN DIAFRAGMÁTICA

1. Tiéndase boca arriba, con las piernas extendidas por delante y cómodamente separadas. Flexione los brazos y descanse las palmas de las manos sobre el abdomen, de manera que las yemas de los dedos corazón se toquen por encima del ombligo. Cierre los ojos.

2. Empiece con una inspiración lenta y suave a través de la nariz, profundizando todo lo que pueda sin que llegue a ser incómodo. Concentre su atención en los movimientos musculares de pecho y abdomen; la cavidad torácica se expande y el abdomen se eleva. Los dedos se separan.

3. Espire de forma lenta, suave a través de la nariz, de nuevo concentrándose en el pecho y el abdomen: la cavidad torácica se relaja y el abdomen se aplana. Los dedos corazón vuelven a tocarse en la línea media del cuerpo.

4. Repita el ejercicio: inspiración seguida de espiración tantas veces como desee, en suave sucesión.

5. Relaje los brazos y las manos a los lados. Respire con naturalidad.

VARIACIÓN

En lugar de estirar las piernas por delante, puede doblarlas, colocando la planta del pie sobre la superficie en la que reposa, a una distancia cómoda del trasero. Me gusta colocar las piernas con las rodillas tocándose y los pies separados.

RESPIRACIÓN ALTERNANDO LOS ORIFICIOS NASALES

Se trata de un ejercicio respiratorio muy sosegante. Ayuda a apaciguar la ansiedad, que empeora las molestias físicas y el dolor. También es un excelente antídoto contra la somnolencia que experimentan tantas personas que sufren de la espalda.

1. Siéntese manteniendo la espalda erecta de manera natural y recurra a un apoyo en caso necesario. Relaje el cuerpo. Relaje la mandíbula y respire con naturalidad.
2. Descanse la mano izquierda sobre el regazo, en la rodilla o en el reposabrazos de la silla.
3. Coloque los dedos de la mano derecha como se indica a continuación: doble los dos dedos medios hacia el interior de la palma de la mano (o apóyelos con suavidad sobre el puente de la nariz). Utilice el pulgar para tapar el orificio nasal derecho una vez que empiece el ejercicio, y el dedo anular (o el anular y el meñique) para cerrar el orificio izquierdo (Fig. 123).

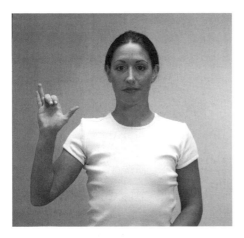

FIGURA 123. RESPIRACIÓN ALTERNANDO LOS ORIFICIOS NASALES: POSICIÓN INICIAL

4. Cierre los ojos y empiece: tape el orificio nasal derecho e inspire por el orificio izquierdo, lenta, suave y tan profundamente como le sea posible, sin forzar (Figs. 124-125).
5. Tape el orificio izquierdo y libere el derecho. Espire.
6. Inspire a través del orificio derecho.

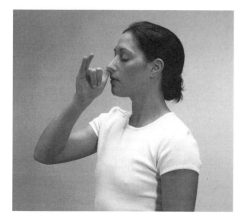

FIGURA 124. RESPIRACIÓN ALTERNANDO
LOS ORIFICIOS NASALES: VISTA LATERAL

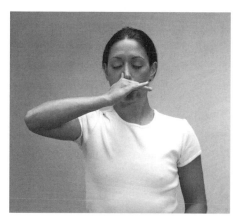

FIGURA 125. RESPIRACIÓN ALTERNANDO
LOS ORIFICIOS NASALES: VISTA FRONTAL

7.   Tape el orificio derecho y libere el izquierdo. Espire.

Con esto se completa una «ronda» de *Respiración alternando los orificios nasales*. Para empezar lleve a cabo unas cuantas tandas más. Cuando se familiarice con la técnica y se sienta cómodo con ella, aumente la duración de la práctica.

8.   Relaje el brazo y la mano derechos. Abra los ojos. Reanude su ritmo respiratorio normal.

RELAJACIÓN DE TODO EL CUERPO

El siguiente ejercicio es una variación de *Relajación completa (Savasana)*, descrito en el capítulo cuatro (Fig. 41, página 177). No obstante, en esta versión no se lleva a cabo el tensar y relajar alternativamente los diversos músculos. Respire con naturalidad a lo largo de todo el ejercicio.

Puede practicar esta técnica de relajación completa en diversos lugares: en su estera de ejercicios, en una butaca, en la cama, o incluso sentado en la sala de espera del médico o el dentista. Cierre los ojos si resultase más seguro y conveniente, o manténgalos abiertos.

1. Empiece con los pies, aislándolos mentalmente del resto del cuerpo. Sugiérales de manera positiva y en silencio que suelten la tirantez y se relajen. Puede decirles, por ejemplo, con la mente: «Dedos, relajaos. Pies, relajaos». Intente sentir cómo se afloja la tensión.
2. A continuación, concéntrese en la parte inferior de las piernas. Sugiérales de manera positiva y en silencio que suelten la tensión. Trate de ser consciente de cómo se relajan los músculos de la pantorrilla.
3. Ahora ascienda hacia los muslos. Sugiérales de manera positiva y en silencio que aflojen la tirantez. Sienta cómo se relajan.
4. Concéntrese ahora en los músculos abdominales. Al inspirar, sea consciente de una suave elevación del abdomen. Al espirar, permita que se relaje el abdomen. Repítalo varias veces.
5. Continúe de esa manera, aislando mentalmente varias partes del cuerpo, y sugiriendo en silencio que suelten la tensión y se relajen. Se sugiere la siguiente secuencia:

Desde el abdomen ascienda hasta la cavidad torácica. Al inspirar, sienta cómo se expande el pecho y cómo se relaja al espirar. Repítalo varias veces.

Continúe por la espalda: las nalgas, la región lumbar y la región dorsal, entre los omóplatos.

A continuación, dedíquese a las manos, brazos y hombros. Siga con la relajación por el cuello, tanto por delante como por detrás.

Finalice con el cuero cabelludo, que discurre desde encima de las cejas hasta la nuca; afloje los dientes para relajar la mandíbula; relaje los labios, lengua, mejillas, frente y ojos.

Acabe concentrándose totalmente en la respiración. Cada vez que inspire imagine que llena su ser de fuerzas positivas, como gratitud, esperanza y amor. Cada vez que espire, visualice que expulsa las influencias negativas, como el resentimiento, la rabia y la desesperación, o sensaciones no deseadas, como ansiedad y dolor. También al espirar, permita que su cuerpo se vaya hundiendo cada vez más en la superficie en la que se haya tendido o sentado. Ríndase por completo a la calma que empieza a envolverle.

Salga de su estado de profunda relajación de manera lenta y atenta. Mueva la cabeza con suavidad de lado a lado, estire los miembros a voluntad o haga cualquier cosa de la que sienta necesidad o que pueda. Recuerde incorporarse con cuidado para no forzar la espalda.

Dormir para aliviar el dolor de espalda

Las personas que buscan aliviar su incapacidad para disfrutar de un buen sueño reparador consumen, anualmente, toneladas de somníferos. ¿Por qué algunas personas parece que tienen suficiente con unas meras cuatro horas de sueño, mientras que otras se despiertan cansadas y doloridas tras haber pasado ocho horas en la cama?

Las causas del insomnio, o del desvelo habitual, pertenecen básicamente a dos categorías: causas no físicas, como pueden ser estados de ansiedad; y físicas, como incomodidad corporal o dolor, como el dolor de espalda. Sin embargo, a menudo las personas cuentan que padecen insomnio por la insatisfacción que sienten a causa de la duración o la calidad del sueño. Algunos individuos se obsesionan con la idea de que deben dormir ocho horas cada noche. Si duermen media hora menos lo consideran un desastre. El hecho es que algunas personas necesitan sólo de cinco a seis horas de sueño por noche para funcionar de manera óptima al día siguiente. Además, al ir haciéndonos mayores, tendemos a necesitar dormir menos que de más jóvenes.

El primer remedio para el insomnio es determinar la causa o causas que lo provocan. A continuación aparecen 14 preguntas que puede hacerse a usted mismo para ayudarse a precisar cuál es la raíz de su incapacidad para disfrutar de una buena noche de sueño:

1. ¿Qué es lo que hace que se levante por la noche (por ejemplo, dolor, hambre, tener que ir al aseo)?
2. ¿Es su insomnio un posible efecto secundario de alguna medicación que esté tomando?
3. ¿Echa una cabezada por la noche después de cenar?
4. ¿Suele ingerir bebidas alcohólicas por la noche para ayudarse a conciliar el sueño?
5. ¿Bebe té, café u otras bebidas que contengan cafeína o teína antes de acostarse?
6. ¿Come mucho momentos antes de acostarse?
7. ¿Fuma antes de acostarse?
8. ¿Realiza ejercicios vigorosos antes de acostarse?
9. ¿Toma una ducha o baño caliente antes de acostarse?
10. ¿Lee historias emocionantes o presencia programas de televisión estimulantes antes de acostarse?
11. ¿Son su cama y su ropa de cama totalmente cómodas?
12. ¿Hace demasiado calor o demasiado frío en la habitación?
13. ¿Suele acostarse con problemas no resueltos dándole vueltas en la cabeza?
14. ¿Ha consultado sus problemas de sueño con un profesional de la salud?

Las respuestas a las preguntas anteriores deberían permitirle adquirir cierto conocimiento sobre las causas que evitan que duerma bien por la noche. También es buena idea hacerse un chequeo médico, a fin de descartar posibles causas físicas como parte del problema.

REMEDIOS CONTRA EL INSOMNIO

Los tratamientos médicos ortodoxos para el insomnio y otras formas de falta de sueño utilizan básicamente medicamentos. No obstante, la mayoría tienen desagradables efectos secundarios. Algunos agentes hipnóticos pueden, de hecho, perturbar el ciclo de sueño normal y producir sopor, confusión y pérdida de memoria. El uso prolongado de remedios farmacéuticos para conciliar el sueño no hace más que enmascarar el problema, sin solucionarlo.

Por el contrario, las siguientes son medidas naturales para favorecer un sueño profundo. No producen las reacciones adversas de algunos medicamentos.

El sueño tiene dos objetivos principales: restaurar la energía y ayudar al cuerpo a autorregularse y sincronizarse. Hay estudios que demuestran que las personas privadas de sueño manifiestan diversos síntomas y trastornos. Con respecto a la salud de la columna vertebral, en el capítulo uno (página 13) ya mencioné que cuando dormimos o descansamos, los discos intervertebrales succionan agua y otros nutrientes. Eso compensa el exprimido de fluidos de los discos cuando estamos despiertos y activos.

Receta para una noche de sueño profundo

Los siguientes son algunos de los ingredientes necesarios para una noche de sueño profundo y reparador.

ACTIVIDADES PARA ANTES DE ACOSTARSE

Un poco de ejercicio suave después de cenar puede facilitar un sueño profundo, mientras que la práctica de ejercicios vigorosos puede resultar contraproducente. Todos los ejercicios del capítulo cuatro que aparecen en las páginas 61-77 son adecuados para ser practicados por la noche antes de acostarse. Los ejercicios de respiración también son apropiados, así como la técnica de relajación de todo el cuerpo descrita en este capítulo.

Un baño templado (*no* caliente) resulta relajante y en algunas personas induce al sueño. El agua debe hallarse entre 35 °C y 38 °C. *Ver también* la sección sobre baños herbales que aparece más adelante en este mismo capítulo, en página 164.

No es buena idea dar una cabezada por la tarde, ya que puede interferir en el sueño nocturno. Evite leer novelas estimulantes o presenciar programas de televisión inquietantes si ha observado que pueden afectar a la calidad de su sueño.

Al prepararse para dormir, intente apartar sus pensamientos de temas desagradables. Concentre su atención sobre experiencias positivas. Practique el ejercicio *Relajación completa* que aparece en el capítulo cuatro, páginas 75-77, y al ir a finalizarlo pase unos cuantos minutos visualizando una escena pacífica o recordando una experiencia que le proporcionase alegría y satisfacción. También puede practicar *Respiración diafragmática (ver* página 153), o la *Respiración alternando los orificios nasales (ver* página 154), a continuación de *Relajación completa.*

ALIMENTOS, BEBIDAS Y TABACO

Lo ideal es que la última comida del día sea ligera y de fácil digestión. Si se ha dado cuenta de que no puede dormir a causa del hambre, sitúe un tentempié ligero junto a la cama, como un cereal o un termo de leche caliente, para no tener que ir a la cocina a prepararlo (el calcio de la leche, además de facilitar el sueño, es bueno para los huesos, y el aminoácido triptófano, que también contiene, se sabe que cuenta con características soporíferas). Dos o tres tabletas de calcio tomadas con leche tibia es otro estupendo remedio relajante, sobre todo si padece deficiencia de calcio. *Consulte con su médico o nutricionista.*

Evite las bebidas alcohólicas poco antes de acostarse, ya que afectan la calidad del sueño. Evite asimismo los estimulantes como el té, el café, y las bebidas de cacao o cola por la noche.

VENTILACIÓN, RUIDO Y LUZ

Antes de acostarse por la noche, compruebe que la temperatura de la habitación sea agradable. Algunas personas consideran que una temperatura relativamente baja contribuye a un sueño más profundo que una más cálida.

Si la habitación está mal ventilada puede que al levantarse por la mañana no se sienta descansado. Si el tiempo es el adecuado, trate de dormir con la ventana abierta.

Los corinajes ayudan a oscurecer una habitación y no dejan pasar los ruidos molestos. Los relojes que hacen tictac no son aconsejables, y las puertas y ventanas que golpetean deberían ajustarse.

CAMA Y ROPA DE CAMA

La cama en la que normalmente duerme debe ser lo suficientemente firme como para poder sostener adecuadamente el cuerpo sin causar rigideces, dolores u otras incomodidades. Si el colchón se comba, estará forzando los principales músculos y ligamentos, y acabará por provocar tensiones.

Aunque son muchos los que alaban las camas de agua, otros se muestran escépticos al respecto. Experimente por usted mismo a fin de descubrir qué es lo que le conviene.

Si padece problemas de espalda, piense en la posibilidad de utilizar un collarín improvisado: enrolle una toalla pequeña dándole la forma de una salchicha y colóquesela alrededor del cuello. Eso le proporcionará un sostén a la cabeza y evitará que ruede.

Utilice un mínimo de ropa de cama. Mucha ropa de cama, y su consiguiente peso, impedirá la adecuada circulación sanguínea.

Algunas personas opinan que la posición de la cama influye en la calidad de su sueño. Afirman que orientar la cama en dirección norte-sur facilita el sueño profundo y una sensación de vitalidad al día siguiente más acusada que cuando duermen en una posición este-oeste. Probablemente se trata de que el cuerpo, al ser un campo magnético, se armoniza mejor con la corriente magnética de la tierra al situarse en la primera posición.

Yoga para aliviar el dolor de espalda

Si cuenta usted con un sueño muy ligero y sufre de insomnio, y ha probado todo lo que estaba a su alcance para poner remedio sin lograrlo, tal vez esté dispuesto a probar la sugerencia anterior. No tiene nada que perder y tal vez se encuentre con una agradable sorpresa.

POSTURAS PARA DORMIR Y RELAJARSE

Todas las posturas de yoga y de los ejercicios de respiración y meditación cuentan con el potencial de contrarrestar la tensión y la fatiga, facilitando el descanso y la recarga de energía. No obstante, algunos de ellos tienen como objetivo específico la relajación del conjunto cuerpo-mente, y proporcionar un sueño de la mejor calidad. La *Relajación completa (Savasana)*, que aparece en el capítulo cuatro, páginas 75-77, es tal vez insuperable a este repecto. Normalmente se practica en postura supina, es decir, tendido sobre la espalda, como aparece en la Fig. 41, página 77.

Hallará una variación de dicha postura, que puede practicarse en una butaca, descrita en este mismo capítulo *(Relajación de todo el cuerpo*, en página 156).

En el capítulo cuatro, página 73, también aparece otra postura yóguica de relajación: *El bastón*. En lugar de utilizarla como un estiramiento de cuerpo completo, puede limitarse a descansar en la postura descrita: tiéndase sobre la espalda, con los brazos estirados por encima de la cabeza, y con las palmas de las manos vueltas hacia arriba. Separe las piernas para mayor comodidad. Respire lenta y rítmicamente.

Al menor atisbo de esfuerzo en la región lumbar, modifique la postura: flexione las piernas, coloque las plantas de los pies planas sobre la superficie sobre la que descanse, a una distancia cómoda del trasero, y apoye la piernas entre sí. Experimente hasta que halle la mejor postura para usted.

La postura del cocodrilo (también llamada *La postura del delfín*) se lleva a cabo tendido totalmente en el suelo, boca abajo, como un versión invertida de *El bastón*. Puede ajustar la cabeza para respirar mejor, y los brazos y piernas para mayor comodidad. Vuelva las palmas de las manos hacia abajo. Recuerde respirar lenta y rítmicamente.

162

Notas

En el capítulo dos, página 33, mencioné que, generalmente, no es buena idea tenderse boca abajo, y menos durante largos períodos de tiempo. Sin embargo, a algunas personas esa postura les resulta relajante cuando la adoptan durante cortos períodos de tiempo.

Así pues, cuando se tienda boca abajo, sería conveniente que colocase un cojín delgado o una toalla doblada bajo las caderas, para prevenir una acentuacion del arco de la región lumbar y crear tensión en los músculos de la espalda.

Una variación de *La postura del cocodrilo* es colocar los brazos a lo largo del cuerpo, en lugar de estirarlos por encima de la cabeza. Así se convierte en una postura invertida equivalente de la *Savasana* (Fig. 41, página 75). Ajuste la posición de la cabeza para estar cómodo y facilitar la respiración.

POSTURA DE RELAJACIÓN LATERAL

Esta postura recuerda a la posición tendida en el suelo ilustrada en la Fig. 16, en el capítulo dos, página 34. Pero en este caso hay variaciones: si se tiende sobre el costado izquierdo, por ejemplo, flexione el brazo izquierdo y descanse la cabeza en la palma de la mano izquierda. La pierna derecha descansará sobre la izquierda, ambas ligeramente flexionadas para una mayor comodidad. El brazo derecho descansa en el lado derecho del cuerpo, bien sobre el muslo derecho o bien situado junto al brazo izquierdo. Coloque una almohada entre las piernas, si así lo desea.

Invierta las instrucciones si se tiende sobre el lado derecho. Recuerde también mantener la columna bien alineada y respirar lenta y rítmicamente.

Las posturas anteriores son adecuadas durante cortos períodos de tiempo. Para períodos más prolongados de descanso o sueño, serán más apropiadas las posturas de reposo descritas en el capítulo dos (Figs. 15-16). Experimente con posiciones distintas para hallar las que más le convienen.

Yoga para aliviar el dolor de espalda

REMEDIOS HERBALES

Las infusiones de hierbas tranquilizantes como nébeda, manzanilla, eneldo, tila, ñorbo, salvia y valeriana, le ayudarán a tranquilizarse y alentar una agradable estado de somnolencia.

Prepare la infusión como prepararía un té normal, utilizando una cucharadita de té de la hierba por cada taza de agua. Bébase una taza de la infusión poco antes de acostarse. Puede endulzarla con un poco de miel sin pasteurizar, si así lo desea.

Otra infusión que puede intentar es la siguiente: añada una pizca de tila, otra de mejorana y una pizca de verbena para una taza de agua caliente. Deje que la infusión se haga durante unos minutos. Cuele el líquido y bébalo despacio, endulzado o sin endulzar.

ALMOHADAS DE LÚPULO

Las almohadas de lúpulo son un clásico entre quienes padecen problemas de sueño. Para hacer una almohada, cosa juntas dos piezas cuadradas de tela (las medidas dependerán del tamaño que quiera la almohada; una pequeña le servirá).

Llene la almohada con conos de lúpulo. Si el olor le resulta demasiado intenso, añada otras hierbas como lavanda o pétalos de rosa, pero poniendo el énfasis en el lúpulo.

Al respirar el olor del lúpulo, le entrará sueño y caerá dormido.

BAÑOS HERBALES

Un baño de agua caliente, que no hirviendo, que contenga una infusión de lúpulo (y otras hierbas, si quiere) tomado poco antes de deslizarse en un lecho calentito, le proporcionará un sueño reparador.

Un baño que contenga aceites esenciales, como los de lúpulo, azahar y reina de la pradera también puede resultar muy relajante.

A menudo suele ser el miedo al insomnio en lugar del propio insomnio el que produce los nocivos efectos de una noche sin descanso. No deje que el sueño le obsesione hasta el punto en que si pierde una hora o media hora lo considere como una calamidad.

Siga las sugerencias de este capítulo y cualquier otra que considere útil para facilitar un sueño adecuado. Si todo lo que prueba no resulta, *pida consejo al médico*. Si le prescribe medicación, tómesela, pero continúe practicando las técnicas de relajación que aparecen en este libro.

Utilizar la cabeza para salvar la espalda

Estrés se ha convertido en una palabra que todo el mundo conoce. Es algo sin lo que no podemos vivir. Es lo que permite que algunos individuos logren hacer grandes cosas. Sin embargo, cuando el estrés es continuo y sin pausa, se convierte en una fuerza destructora. Provoca tensión innecesaria que puede extenderse y causar incomodidad, dolores y molestias. Puede reducir drásticamente la energía de que disponemos y hacernos sentir agotados. El estrés resta alegría de vivir.

¿QUÉ ES EL ESTRÉS?

El estrés sucede cuando las demandas de nuestro entorno interno o externo, o ambos, abruman o apabullan nuestros recursos internos para lidiar con ellas.

EFECTOS DEL ESTRÉS

El estrés provoca cambios indeseables en la estructura y función de los tejidos del cuerpo. Esos cambios son en gran parte respuestas a hormonas secretadas por glándulas localizadas por encima de los riñones (las glándulas suprarrenales). Entre los cambios están los siguientes:

- Aumento del pulso.
- Aumento de la presión arterial.
- Aumento del ritmo respiratorio.
- Deterioro del proceso digestivo.
- Pérdida de minerales en los huesos.
- Movilización de grasa desde depósitos de almacenamiento.
- Retención en el cuerpo de una cantidad anormal de sal.

ESTRESANTES

Un estresante es algo que genera estrés. Puede ser un suceso, una circunstancia o cualquier otro agente. Cómo nos afecte dependerá esencialmente de cómo lo percibimos. Una persona puede considerar cierto incidente como algo cómico y reírse, mientras que para otra puede ser ofensivo o angustioso, y para ésta última, esa circunstancia puede ser estresante.

CLASES DE ESTRESANTES

Los estresantes pueden tomar la forma de irritantes cotidianos en nuestra relación con los demás: con la esposa, el esposo, los hijos, conocidos o compañeros de trabajo. Algunos estresantes son a corto plazo y sin embargo pueden ser muy poderosos, como la pérdida de un ser querido. Todos estos estresantes hacen mella en nuestro sistema y todos tienen el potencial de producir problemas crónicos, de vaciarnos de energía y socavar nuestra salud.

Entre los estresantes más notorios están la aprensión, ansiedad, sentimiento de culpa, conflictos, remordimiento e inseguridad. Todas son emociones negativas que en última instancia comprometen nuestra salud.

Otro reconocido estresante es pasar por demasiados cambios en un período de tiempo demasiado corto, por ejemplo, perder el trabajo, cambiarse de casa, iniciar una nueva carrera profesional y una nueva relación, todo en el mismo año. Los expertos predicen que todo ello aumenta el riesgo de padecer una enfermedad grave o accidente y lo cierto es que he visto hacerse realidad dicha predicción una y otra vez.

EL SECRETO ES EL CONTROL

Los estresantes pierden su fuerza cuando dejan de privarnos del sentido del control. Una vez que se aprende a considerar un suceso, circunstancia o cualquier estresante en potencia como algo sobre lo que se posee un cierto control, y que no va a durar para siempre, se ha dado un importante primer paso para desarrollar un eficaz control del estrés.

ESTRATEGIAS PARA UN EFICAZ CONTROL DEL ESTRÉS

La información es el primer paso hacia un eficaz control del estrés. Infórmese, a fin de equiparse con lo necesario para combatir los perjudiciales estresantes.

Mantenerse en forma es un esencial segundo paso hacia un eficaz control del estrés. Todos los ejercicios —físicos, respiratorios y meditativos— que aparecen en este libro contribuirán a mantenerle en forma. Además, la información sobre nutrición del capítulo tres será muy útil para ayudar a proporcionar al cuerpo la materia nutritiva correcta a fin de alcanzar un estado de forma excelente.

El tercer paso positivo hacia un control del estrés inteligente es establecer y mantener un sistema de apoyo emocional en el que se pueda confiar. Puede ser un amigo de confianza, o un grupo de amigos, o un consejero profesional con quien tenga una buena relación. Un buen sistema de apoyo le proporcionará el aliento necesario cuando se sienta desanimado y le proporcionará un saludable y seguro desahogo para emociones que necesite expresar en lugar de suprimir. Además, un buen sistema de apoyo reforzará los sentimientos positivos y fomentará una sensación de autoestima y confianza en sí mismo, que suelen destruirse cuando uno se siente abatido. Una y otra vez, las investigaciones han demostrado que las emociones reprimidas acaban hiriendo a uno mismo en lugar de a otros.

Para complementar esas tres estrategias principales de control del estrés, a continuación aparecen unas cuantas sugerencias ofrecidas por diversos expertos en estrés:

- Durante los primeros y desagradables momentos de una situación estresante intente lo siguiente: sonría internamente y también con los ojos y la boca para reducir la tensión facial. Respire hondo, profunda y lentamente, y luego espire de manera seguida mientras suelta la tirantez de la mandíbula, lengua y hombros. Dígase mentalmente que está tranquilo, alerta y que tiene el control.

- Aprenda a identificar y a anticiparse tanto a las fuentes internas como externas del estrés.

- Aprenda a reconocer síntomas de estrés como la aceleración del pulso o las palpitaciones, irritabilidad, ansiedad, diarrea, mandíbula apretada y espalda tensa.

- Practique regularmente una técnica de relajación con la que disfrute y que le resulte eficaz. He descrito algunas en detalle en este mismo capítulo, y también en el capítulo cuatro, páginas 73-77. La práctica regular de una técnica de relajación le proporcionará un descanso respecto a las actividades cotidianas y le ayudará a recargarse de energía. También le ayudará a reducir el impacto de los estímulos estresantes y proporcionará tiempo para recuperarse. Le permitirá estar más en contacto con usted mismo y por ello será capaz de reconocer con mayor facilidad los síntomas del estrés.

- Diviértase. Los psicólogos y psiquiatras están de acuerdo en que jugar es muy importante para el bienestar. Equilibre el trabajo con un hobby o deporte que le guste. Evite llevar a su diversión el espíritu de competición y la necesidad de tener que ganar. Juegue por placer.

- Delegue tareas, de forma que no vaya sobrecargado. Aprenda a decir «no» cuando sea lo adecuado sin sentirse culpable. Eso previene el exceso de compromisos. Aprenda a ser enérgico y simpático a la vez.

- Aprenda a reír. La risa es una de las mejores medicinas que puede tomar y no tiene efectos secundarios adversos.

- Practique no dar a los demás el poder de hacerle reaccionar antes de estar totalmente preparado para actuar (revise la primera de estas sugerencias).

EL ESTRÉS EN EL TRABAJO

La gestión eficaz del tiempo es una parte esencial del control del estrés. El dolor de cuello y espalda son a veces una manifestación de trabajo mental duro y/o de trabajo físico sin los efectos equilibradores de un adecuado descanso y relajación, de la práctica regular de ejercicio y de una dieta adecuada. El dolor de espalda y los síntomas asociados son a veces consecuencia de trabajar duro en lugar de trabajar inteligentemente.

Estos son algunos consejos de expertos acerca de sacar el mejor partido al tiempo disponible, para no estresarse preguntándose cómo hallará el tiempo necesario para hacer todo lo que tiene y quiere hacer:

- Manténgase en forma. Los problemas de espalda, la falta de energía y la enfermedad acaban provocando una baja productividad laboral y mucho absentismo.
- Reduzca el desorden. Cuando tenga dudas, ¡tírelo! Minimice el despilfarro de papel; utilice el teléfono cuando pueda hacerlo. Si no ha usado algo durante años, piense en donarlo a una organización benéfica o en descartarlo.
- Acorte los descansos para el café o el té. Utilice esos paréntesis para descansar de las tareas rutinarias y para refrescarse, no para enfrascarse en una cháchara sin fin. Intente el «paréntesis yóguico» y practique algunas de las técnicas de relajación locales descritas en el capítulo cuatro. Durante los descansos también puede practicar ejercicios respiratorios.
- Aproveche el tiempo que pasa desplazándose. Si tiene que viajar a/desde su lugar de trabajo, halle maneras de utilizar ese tiempo de manera constructiva. Escuche una cinta que le ayude a mejorar sus habilidades relacionadas con su trabajo o infórmese acerca de medios para tratar con el estrés. Practique ejercicios «en ruta», como los descritos en el capítulo nueve, páginas 179-181.

- Planifique su trabajo. Los expertos en gestión eficaz insisten en que el tiempo que se pasa planificando no es tiempo perdido. De hecho, planificar ahorra tiempo a largo plazo.

- Aprenda a concentrarse. La incapacidad de concentrarse provoca pérdida de tiempo al tener que retroceder y rehacer o deshacer proyectos. Ser incapaz de concentrarse también provoca accidentes y lesiones. Intente practicar, de forma regular, las técnicas de concentración descritas al principio de este capítulo, en las páginas 149-151.

- Controle las interrupciones. Aprenda a proteger la mejor parte de su tiempo. Desconecte el teléfono o deje que el contestador se haga cargo de las llamadas. Póngase al corriente del trabajo mientras los demás hacen sus paréntesis. El tiempo en sí mismo no es lo más importante para finalizar un proyecto con éxito; es la cantidad de *tiempo ininterrumpido*.

- No se ande con dilaciones. Investigue por qué tiende a hacerlo; puede que existan razones psicológicas subyacentes. Pregúntese a usted mismo por qué pospone esa tarea. Pregúntese qué beneficios obtendría si la abordase de inmediato y la acabase. La respuesta tal vez le ayude a superar los retrasos.

- Evite el perfeccionismo. En la mayoría de los casos es imposible alcanzar la perfección y resulta frustrante intentarlo. La frustración es un factor estresante. En lugar de ello aspire a la excelencia del esfuerzo y la ejecución.

- Acorte las llamadas telefónicas. La mayoría de las conversaciones telefónicas, tanto las que vienen de fuera como las que usted realiza, pueden acortarse sin que eso ocasione desastres. Intente lo siguiente: cronometre todas las llamadas, por ejemplo de la semana que viene. Compruebe su duración. Intente acortarlas.

- Rebaje su tiempo de televisión. A menos que un programa le entretenga o ilustre, considere apagar el aparato. Podría leer, jugar a juegos de palabras (u otros juegos) en los que pudieran participar otros miembros de la familia. El tiempo pasado con la familia reforzará las relaciones personales y contribuirá a crear el sistema de apoyo mencionado anteriormente en este mismo capítulo, en la sección de control del estrés, páginas 167-168.

- No sea un adicto al trabajo. Hace falta inteligencia y discernimiento para distinguir entre actividades que proporcionan resultados positivos y las que simplemente hacen pasar el rato. El antídoto contra la adicción al trabajo no es trabajar más duro, sino ser más organizado.

- No se pase con la casa. Mantenga su hogar razonablemente limpio y ordenado. Practique el «mantenimiento mínimo». En lugar de llevar a cabo una limpieza exhaustiva una vez al mes, por ejemplo, limpie un cuarto hoy, otro mañana, y otro al siguiente día. Reclute a otros miembros de la familia. Delegue tareas.

- ¡Relájese! El dolor de espalda y la fatiga asociada hacen perder grandes cantidades de tiempo. Incorpore técnicas de relajación sencillas a su día de trabajo. Los ejercicios de calentamiento del capítulo cuatro y los ejercicios respiratorios de este capítulo son ejemplos de técnicas adecuadas que puede encajar en su programa diario.

Otras medidas de control del dolor

Los ejercicios físicos, las técnicas de conciencia de la postura y los ejercicios respiratorios, de concentración y relajación que ya hemos repasado son los elementos más importantes al tratar de cuidar la espalda y ayudar a prevenir problemas. No obstante, también existen medidas adicionales de control del dolor que pueden resultar muy útiles. Alivian los síntomas pero no modifican malos hábitos posturales ni ayudan a controlar el estrés. Por favor, consulte con su médico antes de utilizar ninguna de ellas como medidas auxiliares para el control natural del dolor.

ESTIMULACIÓN ELÉCTRICA TRANSCUTÁNEA DE LOS NERVIOS

La terapia eléctrica para alivio del dolor no es un concepto nuevo: los antiguos griegos y egipcios utilizaban anguilas eléctricas, siluros y mantas rayas para producir efectos analgésicos. Pero la electroterapia no fue ampliamente aceptada hasta que Melzack y Wall formularon la teoría de la puerta del control del dolor (página 142).

La estimulación eléctrica es un conveniente tipo de terapia no adictiva fácil de aprender y que puede utilizarse en el transcurso de las actividades cotidianas. Varias empresas fabrican aparatos de bolsillo que pueden adquirirse en tiendas de suministros quirúrgicos y en algunas farmacias.

El proceso implica enviar una corriente eléctrica a los músculos a través de electrodos fijados a la piel y conectados a una pequeña fuente de energía que puede llevarse en un cinturón. La corriente bloquea la transmisión de dolor al cerebro y también ayuda a romper el ciclo por el que el espasmo muscular produce dolor, que a su vez provoca más espasmos musculares.

La estimulación eléctrica parece ser contraindicada sólo para personas que llevan cierto tipo de marcapasos cardíacos. Los únicos efectos secundarios percibidos son ocasionales irritaciones dermatológicas en personas alérgicas al esparadrapo. No obstante, esa molestia puede minimizarse utilizando electrodos hipoalérgicos, alterando ligeramente la posición de los electrodos, o utilizando un gel conductor diferente.

CALOR Y FRÍO

Los cambios de temperatura a través de la aplicación de calor o frío provocan la relajación de músculos en las zonas sobre las que se aplica.

La aplicación local de calor provoca la dilatación de los vasos sanguíneos de la zona. Tras la aplicación de calor, los impulsos nerviosos disminuyen en número de inmediato, y eso hace que los músculos se relajen.

La aplicación de frío produce una reacción de vasoconstricción (estrechamiento de los vasos sanguíneos) seguida de una vasodilatación. El descenso inicial del flujo sanguíneo viene acompañado por una reducción de los impulsos nerviosos y por la consiguiente relajación de los músculos. Esta pauta alternante ayuda a eliminar residuos de los tejidos y disminuye la hinchazón.

Algunas personas hallan alivio en el calor, mientras que otras prefieren el hielo. Si utiliza una bolsa o botella de agua caliente, asegúrese de que esté revestida de algún tipo de material que evite las quemaduras. Si utiliza una almohadilla eléctrica, asegúrese de que cuenta con cierre automático para evitar las quemaduras en caso de quedarse dormido.

El hielo debe aplicarse sólo unos 20 minutos por hora.

(AINE) ANTIINFLAMATORIOS NO ESTEREOIDES

Son un tipo de medicamentos desarrollados para el tratamiento de la artritis. Son eficaces en el tratamiento de un cierto número de molestias y dolores de intensidad suave a moderada y de origen no artrítico. Los AINE disminuyen la inflamación, pero sus propiedades de alivio del dolor son atribuibles en su mayor parte a su capacidad de inhibir la síntesis de las prostaglandinas (las prostaglandinas son moléculas de vida corta muy reactivas. Su principal acción es la de ser transmisores que regulan la actividad de tejidos en los que se han formado. La aspirina es uno de los antiinflamatorios del tipo mencionado más antiguos y más ampliamente utilizados).

El problema más común asociado con los AINE son los transtornos gastrointestinales (del estómago y los intestinos) y posiblemente las hemorragias.

PALIATIVOS DEL DOLOR NO ANALGÉSICOS

Existen otros medicamentos, que no suelen asociarse con el alivio del dolor, que a veces se utilizan para determinados tipos de dolor. Los antidepresivos tricíclicos como la amitriptilina (Norbritol) son muy eficaces cuando se utilizan para el tratamiento de dolores neuropáticos (relativos a las afecciones nerviosas). Pueden tomarse una vez al día antes de acostarse, para que la somnolencia que provocan induzcan al sueño.

Los relajantes musculares pueden proporcionar un alivio a corto plazo, sin duda parcialmente debido al espasmo muscular. Los relajantes musculares más eficaces son los tranquilizantes, pero tienden a provocar somnolencia y también son potencialmente adictivos.

MASAJE

El masaje suave es una forma de estimulación cutánea (estimular la piel para aliviar el dolor). Un masaje adecuado no sólo bloquea la percepción de los impulsos dolorosos, sino que también ayuda a relajar la tensión muscular y los espasmos, que aumentan el dolor.

El masaje mejora la circulación sanguínea y la eliminación de residuos. También incrementa los efectos del resto de paliativos del dolor.

CAPÍTULO 9

Cuidados adicionales de la espalda

NECESIDADES ESPECIALES: EMBARAZO, DEPORTES, CONDUCCIÓN Y OTRAS

En la introducción de este libro señalé que prácticamente todo el mundo experimenta uno u otro tipo de dolor de espalda o de síntomas relacionados. No obstante, hay ciertas personas que tienden a padecer más molestias relacionadas con la espalda y a veces eso está relacionado con las ocupaciones que normalmente realizan, o con los deportes que suelen practicar.

Resultaría imposible incluir todas las actividades y condiciones que perjudican la espalda. No obstante, he seleccionado algunas que considero especialmente dignas de mención y que son las que aparecen a continuación.

Comentarios para deportistas

Aunque la columna vertebral no suele ser una zona que sufra frecuentes lesiones en los atletas, los estudios epidemiológicos indican que soporta una elevada proporción de las heridas más graves.

La columna vertebral proporciona el sostén y equilibrio esenciales para la adopción de posturas y de la mayoría de los movimientos deportivos, como correr, saltar y dar patadas.

Los deportes asociados más frecuentemente con las lesiones de la columna incluyen la gimnasia, fútbol, deportes que utilizan raquetas, submarinismo, hípica, saltos de trampolín y rugby. Los deportes de raqueta, como el tenis y el squash, aplican una considerable fuerza de torsión y rotatoria al espinazo. En el golf, el movimiento de contorsión que acompaña los golpes es la parte arriesgada de ese deporte, ya que puede dañar los discos intervertebrales y las facetas articulares. Esos movimientos suelen ser complejos e implican cambios súbitos de dirección.

Al ir envejeciendo, las lesiones de la columna vertebral tienden a ser más crónicas y de naturaleza degenerativa, y por ello resulta más importante poner una atención especial a cualquier debilidad, contracción o desequilibrio existente, así como a la propia resistencia. Mucha gente mayor que sigue esquiando, por ejemplo, padece algún tipo de patología degenerativa del tejido óseo, como la osteoporosis. Si es usted una de esas personas, deberá tener un cuidado extremo, ya que las fracturas son más frecuentes que cuando era joven.

Ni siquiera los atletas jóvenes están exentos de los problemas de espalda. Quienes poseen unos abdominales débiles y los tendones de la corva tirantes, son los principales candidatos a padecer dolencias vertebrales. El capítulo seis ofrece ejercicios eficaces para mejorar el tono de los músculos abdominales, mientras que el capítulo siete está dedicado a ejercicios para los músculos de las piernas.

No hay duda de que cualquiera que esté en una óptima forma física es menos propenso a padecer lesiones durante la práctica de actividades deportivas que quien no lo está.

Los atletas ocasionales suelen incluir a la mayoría de los practicantes de deportes. Dichos atletas pasan la mayor parte de la semana en ocupaciones sedentarias y los fines de semana juegan al tenis o montan a caballo. Tanto los hombres como las mujeres que integran dicho grupo deben saber que el condicionamiento es de particular importancia. Además, es esencial un período de entrenamiento para desarrollar los músculos utilizados en el deporte practicado, y para mantener ese desarrollo muscular. Deberían pasar por un período de calentamiento antes de practicar el deporte de su elección (*ver* capítulo cuatro, páginas 57-73) y controlar el peso corporal (repase el capítulo tres, páginas 41-56).

Si se está recuperando de una lesión vertebral es importante abstenerse de actividades que sometan a la espalda a fuerzas de torsión y contorsión (como los deportes de raqueta) hasta que un médico especialista evalúe su condición y le dé permiso para reanudar su práctica. Ejercicios de rehabilitación como andar, pedalear y nada suelen ser recomendables durante el período de convalecencia.

LUMBALGIA EN ATLETAS

Tres de cada cinco atletas que sufren de lumbalgia afirman que el dolor aparece tras haber practicado un deporte o actividad parecida. Robin McKenzie, reconocido consultor fisioterapeuta internacional, ha señalado que la verdadera causa de la lumbalgia en tantos individuos es la adopción de una postura desgarbada o caída tras ejercitar las articulaciones implicadas.

Durante la práctica de ejercicios agotadores, las articulaciones de la columna vertebral se mueven en muchas direcciones durante un prolongado período de tiempo. Ello provoca un estiramiento en todas direcciones del tejido blando que recubre las articulaciones. Además, el fluido gelatinoso que contienen los discos intervertebrales *(ver* capítulo uno, páginas 14-15) se va perdiendo y parece que dicha distorsión o desplazamiento puede suceder si las articulaciones ejercitadas son posteriormente forzadas en una postura extrema, como dejarse caer al suelo o adoptar una postura desgarbada.

El consejo de McKenzie dirigido a los atletas y a otras personas que realizan actividades vigorosas, y que han desarrollado algún tipo de lumbalgia últimamente es que traten de clarificar la causa del problema. Es necesario determinar si el dolor aparece *durante* una actividad en particular o bien *después*. Si el dolor aparece durante la práctica, entonces es que el deporte en sí puede ser la causa del problema.

Para averiguar si la lumbalgia es resultado de sentarse de forma desgarbada tras practicar un deporte u otro tipo de actividad vigoroso, observe atentamente su postura y siéntese de manera correcta, con la región lumbar adoptando una lordosis moderada (curvatura de convexidad anterior), sostenida por un suplemento lumbar, si fuese necesario *(ver* capítulo dos, página 28). Eso significa *no* hundirse en una silla «cómoda» o dejarse caer en un coche después de haber jugado unos cuantos sets al tenis o un poco de golf. Significa sentarse poniendo mucha atención y adoptar una buena postura (revise, por favor, el capítulo dos). Si sintiese dolor tras adoptar una buena postura, probablemente la causa sería el deporte que ha estado practicando, o la forma de practicarlo. Sería entonces buena idea ahondar en ello.

Conducción

Hay estudios que indican que la incidencia de lesiones lumbares va en aumento, y los expertos señalan que los problemas vertebrales pueden estar siendo provocados por el estrés que se desarrolla a través de la inconsciencia imperante acerca de las limitaciones de la columna vertebral. Sugieren que muchos de esos problemas podrían prevenirse mediante una mejor comprensión de la estructura y función del espinazo *(ver* capítulo uno) y de la funcionalidad del cuerpo *(ver* capítulo dos).

Los conductores pueden adoptar otras medidas para proteger sus espaldas y evitar sufrimientos, inconveniencias y gastos innecesarios. Éstos son algunos ejemplos:

• Ajuste el asiento de su vehículo para que las piernas puedan llegar a los pedales sin tener que estirarse. Relaje las articulaciones de la rodilla.
• Siéntese todo lo atrás posible en el asiento, manteniendo una postura erecta de manera natural, sin rigideces. Relaje los hombros. Relaje la mandíbula y respire con regularidad.
• Si fuese necesario, sosténgase la espalda con un soporte especial, de venta en algunas tiendas de recambios de automóviles; o trate de conseguir un suplemento lumbar *(ver* capítulo dos, página 28). Le protegerá la columna vertebral de los perniciosos efectos de los zarandeos al conducir por una carretera de baches o al tomar curvas.
• No se agarre al volante como si fuese un arma. Eso propicia la tensión. Sujételo con seguridad pero de una manera relajada.

Tanto si conduce como si realiza otras actividades, la manera en que está y se desplaza, así como la forma en que lleva a cabo diversos movimientos, afectará la salud de su espalda, y de todo su ser. Muchas personas experimentan dolores y espasmos musculares porque no se sientan, ponen en pie, tienden o trabajan con el cuerpo adecuadamente alineado. Por ejemplo, cuando nos tumbamos sobre el volante, estamos restringiendo el bienestar de varios órganos y vasos sanguíneos. Los pulmones no pueden expandirse por completo y por ello la toma de oxígeno, vital para las células corporales (sobre todo las del cerebro) es inadecuada. Empezamos a sentirnos bajos de energía; no podemos pensar con claridad, ni concentrarnos adecuadamente o reaccionar de forma espontánea. Sometemos a los músculos de la espalda a una presión mayor de lo normal, lo cual provoca molestias y dolores. Con el dolor llega la depresión, y para entonces ya se habrá creado un círculo vicioso.

Éstos son algunos consejos adicionales sobre la postura:

- Siéntese sobre los huesos isquiones (uno bajo cada nalga), en lugar de hacerlo al final de la columna vertebral. Cuando no conduzca, trate de descansar los pies en un apoyo, de manera que tenga las rodillas más altas que las caderas. Eso relaja los músculos de la espalda.
- Cuando camine a o desde su vehículo, o hacia cualquier lugar, desarrolle el hábito de andar erecto para reducir el estrés. Estire el abdomen y los glúteos para reducir el arco en la región lumbar (las partes de los discos intervertebrales del interior de las curvas de la columna vertebral soportan más presión que las de fuera de dichas curvas. Están por tanto sujetas a más desgaste). Si practica manteniendo la pelvis ligeramente inclinada hacia atrás, reducirá la curvatura lumbar y ayudará a prevenir problemas de discos. Repase lo referido a mantener una buena postura estando de pie, Fig. 13, capítulo dos, página 32.
- Permanezca de pie lo menos posible. En muchas sociedades no industrializadas, las personas generalmente sólo están de pie para moverse de un lugar a otro. Cuando desean charlar, se acuclillan (ver Fig. 10, capítulo dos, página 26). Acuclillarse reduce la acentuación de las curvaturas de la espalda, aliviando el estrés de los discos intervertebrales, y proporcionando un terapéutico estiramiento a los músculos de la espalda.

Existe una notable ausencia de problemas de espalda entre las personas que suelen acuclillarse.

- Los camioneros acostumbran a dormir en sus cabinas durante los viajes largos. Otros conductores de largas distancias se estiran durante media hora o así cuando empiezan a sentirse cansados. Al acostarse aplique el principio de acuclillarse: tiéndase de lado, flexione caderas y rodillas. Acerque más al pecho la rodilla inferior que la superior. Coloque los brazos de forma cómoda (*ver* también Fig. 16, capítulo dos, página 34).

- Evite el exceso de peso. El exceso de peso fuerza innecesariamente la columna vertebral y las estructuras relacionadas con ella. Revise el capítulo tres para información sobre nutrición y dieta. Una columna rígida es más vulnerable a lesiones y heridas que una flexible. A continuación aparecen algunas sugerencias acerca de ejercicios agradables y fáciles de hacer que puede llevar a cabo en diversos lugares, como pueden ser las áreas de descanso a lo largo de la carretera.

- *Ejercicios de calentamiento.* Hágalos antes de realizar otros ejercicios para evitar tirones y torceduras. Permanezca de pie. Coloque las manos en las caderas o estírelas lateralmente o por delante de usted. Inspire y póngase de puntillas (sujétese a un apoyo estable si fuera necesario). Espire y baja descendiendo hasta quedar en cuclillas. Inspire y regrese a la postura erguida, de puntillas. Repita este movimiento arriba y abajo varias veces seguidas, sincronizando la respiración con el movimiento. Descanse. El calentamiento es excelente para flexibilizar las articulaciones de la cadera, rodilla y tobillo. Practique los ejercicios de calentamiento de tobillos, cuello y hombros que aparecen en el capítulo cuatro, páginas 61-66.

- Practique la *Postura de broche* (Fig. 11, página 29) y *Expandir el pecho* (Fig. 12, página 30), en el capítulo dos.

- Practique *Bascular la pelvis*, en cualquiera de las posiciones convenientes (*ver* capítulo cinco, páginas 82-86).

- Utilice la respiración como recurso durante momentos de gran estrés en la carretera. Inspire lenta, suave y profundamente a través de la nariz. Espire a través de los labios fruncidos, como si hiciese un mohín o soplase para enfriar la sopa. Repita el ejercicio varias veces seguidas. Reducir el ritmo respiratorio, suavizándolo y dándole profundidad, también puede tener un efecto calmante cuando sienta que le sube la tensión conduciendo. Recuerde soltar toda tensión en labios y mandíbula y relajar el resto de músculos faciales.

• Utilice una cinturón de seguridad doble, sobre ambos hombros, y que le sujete la cintura. De esa manera contará con protección tanto para la región dorsal como para la lumbar. Un apoyacabezas de diseño adecuado le protegerá las cervicales.

Menstruación

El dolor de espalda puede suceder tanto antes de la regla como durante el período mestrual propiamente dicho. Es importante saber si el dolor de espalda que siente es cíclico, o si pudiera atribuirse a otras circunstancias. Si tiene alguna duda acerca de si las lumbalgias que padece están relacionadas con el ciclo menstrual, debería hacerse un chequeo general y también pélvico, para excluir cualquier posible patología médica o ginecológica, como fibromas o endometriosis, o afecciones como lupus, de la que trataremos más adelante en este mismo capítulo (página 189).

Una vez que haya determinado que su lumbalgia o dolor de espalda es un síntoma de SPM (síndrome premenstrual) o de dismenorrea (menstruación difícil o dolorosa), hay varias cosas que puede hacer para aliviar la molestia. Puede:

• Descansar en la cama en una postura que le resulte cómoda *(ver* capítulo dos, páginas 33 y 34, si desea sugerencias), con una almohadilla eléctrica o una bolsa o botella de agua caliente, debidamente protegidas, aplicadas en la zona afectada durante períodos cortos (a veces el calor aplicado de forma localizada, durante períodos prolongados, puede aumentar la congestión pelviana y el dolor).

• Intente practicar alguna técnica respiratoria o relajante, como las descritas en el capítulo ocho. A veces es difícil hacerlo cuando se padecen dolores, pero el esfuerzo bien vale la pena. La tensión y la ansiedad aumentan el dolor *(ver* capítulo ocho, páginas 141 y 142). Puede intentarlo con la versión modificada de *Savasana* (página 156) o con cualquiera de los ejercicios respiratorios descritos en el capítulo ocho.

- Ponga atención a la postura y el porte, así como a sus hábitos laborales. Una buena postura y comprensión del funcionamiento corporal es importante si se quiere evitar el dolor de espalda, tal y como se ha insistido a lo largo de todo este libro. Por favor, repase el capítulo dos (páginas 21-40).
- Cuando no sufra dolores, puede practicar alguno de los ejercicio prescritos para prevenir el dolor de espalda, como: *Acuclillarse* (Fig. 10, capítulo dos, página 26); *Torsión en el suelo* (Fig. 24, página 64) y *La cobra* (Fig. 65, página 94), ambas en el capítulo cuatro; la serie de *Estiramiento felino* (páginas 80-82), *Bascular la pelvis* (Figs. 46-53), *El puente* (Fig. 54), *Presionar las rodillas* (Fig. 56-58), *La postura de la estrella* (Fig. 62), y *La postura del niño* (Fig. 71-72) y su variación descrita en el capítulo siete; siguiendo con *Media postura del saltamontes*, la *Torsión vertebral* (Fig. 77-78), todas ellas en el capítulo cinco; *Levantar una pierna* (Fig. 93) y variaciones en el capítulo seis, y la *Media postura del saltamontes*.

Recuerde calentar adecuadamente antes de practicar estos ejercicios o cualesquiera otros. Por favor, repase el capítulo cuatro.

A continuación aparecen otros dos ejercicios que puede añadir a su repertorio de prevención o alivio del dolor de espalda antes y después del período menstrual.

POSTURA DE PIERNAS ALZADAS

Además de ser un útil accesorio junto con otros métodos paliativos del dolor, este ejercicio es estupendo para descansar piernas y pies cansados y doloridos y para facilitar una relajación completa. Combínelo con una respiración lenta y rítmica.

1. Tiéndase cerca de una pared. Descanse las piernas contra la pared de manera que formen un ángulo de 45° respecto a la superficie sobre la que descansa. Relaje los brazos a los lados, cierre los ojos y respire con naturalidad (Fig. 126).
2. Permanezca en esta postura durante algunos minutos.
3. Incorpórese cuando esté listo para hacerlo, lentamente y con cuidado. Acerque las rodillas al abdomen, ruede de costado y utilice las manos para ayudarse a tomar una postura sentada *(ver* Fig. 17, página 35).

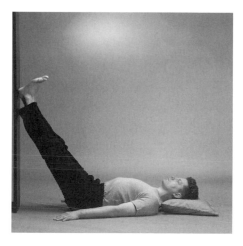

FIGURA 126. POSTURA DE PIERNAS ALZADAS

ESTIRAR LAS PIERNAS ABIERTAS

1. Siéntese de forma erecta y natural sobre la estera, con las piernas abiertas por delante y cómodamente separadas. Descanse las palmas de las manos en las piernas (Fig. 127). Respire con naturalidad.

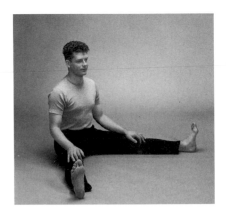

FIGURA 127. ESTIRAR LAS PIERNAS ABIERTAS: POSTURA INICIAL

2. Espire e inclínese hacia adelante, doblándose por la articulación de la cadera en lugar de la cintura, deslizando las manos piernas abajo (Fig. 128). Siga respirando con naturalidad.
3. Cuando no pueda seguir inclinándose con absoluta comodidad, mantenga la postura durante unos segundos pero sin dejar de respirar con regularidad.

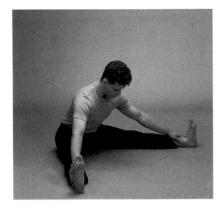

FIGURA 128. ESTIRAR LAS PIERNAS ABIERTAS: INCLINARSE HACIA ADELANTE DESDE LAS CADERAS

4. Inspire y recupere la verticalidad del tronco poco a poco, para regresar a la postura inicial.
5. Coloque las manos sobre la estera, al lado, para ayudarse a adoptar una postura con las piernas cruzadas. Descanse en esta postura o bien tiéndase en el suelo y relájese.

Otro de los métodos que puede intentarse para aliviar la espalda es un baño de asiento. Si no dispone de la bañera adecuada (polibán), improvise. Llene un barreño grande y profundo con suficiente agua caliente como para que cuando se siente en él tenga la pelvis sumergida (la temperatura del agua deberá estar entre los 38 y los 46 °C). Si fuese necesario añada agua caliente para mantener esa temperatura.

Lo ideal sería no sumergir los pies en el agua, por eso el barreño es más adecuado que una bañera.

Permanezca en el baño de asiento entre 10 y 20 minutos y mantenga caliente la parte superior del cuerpo.

Si desea más información acerca de cómo superar problemas menstruales, lea mi libro titulado *Períodos sin dolor: medios naturales para problemas de menstruación* (ver Bibliografía).

Comentarios sobre situaciones pre y posnatales

La aparición de la lumbalgia durante el embarazo, que no es rara, se debe, en parte, a la alteración del centro de gravedad y al consiguiente aumento de la lordosis (curvatura de la columna vertebral de convexidad anterior), así como a la relajación de las articulaciones por influencia hormonal. También está el factor del cansancio, que impide hacer el esfuerzo necesario para mantener los buenos hábitos. No obstante, es de máxima importancia conceder una atención estricta a la buena postura *(ver* capítulo dos), para prevenir tensiones, molestias y dolores. Mantener un buen tono en los músculos abdominales *(ver* capítulo seis) es fundamental para padecer los mínimos problemas de espalda tanto antes como después del parto. Los ejercicios para la espalda que aparecen en el capítulo cinco son muy útiles a este respecto, pudiéndose modificar cuando sea necesario para adaptarlos a sus propias necesidades. Recuerde calentar adecuadamente antes de empezar *(ver* capítulo cuatro).

Éstos son algunos consejos adicionales dirigidos a las embarazadas y a quienes hayan dado a luz recientemente:

- *No* lleve tacones altos. Provocan mala postura. Agrava el arco en la zona lumbar y aumenta la tensión en los soportes vertebrales. Llevar tacones altos atrofia los tendones de la corva, que como se mencionó en el capítulo uno, página 20, son soportes secundarios de la espalda que contribuyen al grado de inclinación de la pelvis. Además, los tacones altos, traspasan demasiado peso a la parte delantera del pie, y si esa parte del zapato es estrecha provocan rigidez y tensión en los músculos del pie. Eso, a su vez, lleva a tensar los músculos de las piernas, que causarán tensión en los músculos de la espalda.
- Las medias o leotardos demasiado prietos también son perjudiciales para la espalda. Interfieren con la relajación de los dedos de los pies y de los propios pies, que como se acaba de decir, influyen sobre la espalda.
- Los sujetadores con tirantes demasiado estrechos pueden provocan dolor en los hombros y zona dorsal de la espalda, en parte a causa de la presión directa y en parte debido a la postura rígida que la portadora se ve obligada a adoptar. Ambos casos contribuyen a crear tensión en la espalda.
- Asegúrese de que las superficies de trabajo de la cocina están a la altura adecuada para *usted.* Deben hallarse entre 5 y 8 cm más bajos que los codos, para que no tenga que encorvar los hombros. Acérquese todo lo que pueda a la zona de trabajo y, si es posible, descanse las caderas apoyadas en ella.
- Cuando deba ponerse en pie, trate de descansar un pie en un taburete bajo, una barra para apoyar los pies o cualquier otro apoyo que esté entre 10 y 14 cm por encima del suelo (Fig. 129). Eso relajará el músculo psoas, que va desde la región lumbar hasta el muslo, atravesando la pelvis, aligerando la espalda de tensión.

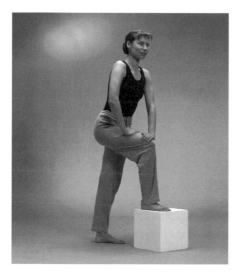

FIGURA 129. EJERCICIO PRENATAL: APOYAR EL PIE

SECCIÓN DEDICADA A LA CESÁREA

La mayoría de mujeres que han dado a luz mediante cesárea se levantan de la cama el día después de la operación. Es muy importante realizar ejercicios graduales y consistentes desde el principio ya que resultan muy beneficiosos para el proceso de curación y para facilitar la unión correcta de las incisiones. También es esencial para restaurar el tono muscular y la funcionalidad de todas las estructuras corporales.

Como los músculos abdominales proporcionan refuerzo a la espalda *(ver* capítulo seis), es importante reforzarlos rápidamente mediante ejercicios apropiados. Empiece con una simple técnica respiratoria. Mientras descansa cómodamente, sujétese el abdomen con las manos. Respire una vez lenta, suave y profundamente a través de la nariz. Espire seguido por la boca mientras dice «uh» o «buf».

Repita este ejercicio varias veces seguidas. No tema que se le suelten los puntos.

Continúe con ejercicios sencillos para las piernas. Desde una postura supina, con la región lumbar firmemente apoyada contra la superficie sobre la que se halla tendida, y con las piernas estiradas por delante (Fig. 130), deslice un talón hacia arriba (Fig. 131),

187

para luego alejarlo otra vez; repítalo varias veces en lenta sucesión. Repita el ejercicio con la otra pierna. Recuerde seguir respirando con naturalidad.

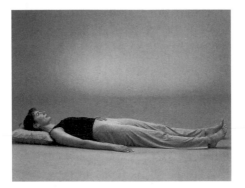

FIGURA 130. POSTNATAL:
POSTURA SUPINA, PIERNAS ESTIRADAS

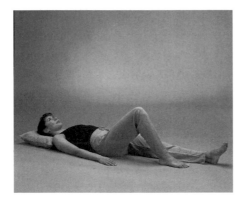

FIGURA 131. POSTNATAL: SUBIR EL TALÓN

Al ir ganando en fuerza y energía, pase lentamente a los ejercicios de los capítulos cinco, seis y siete. No se olvide de calentar siempre antes *(ver* capítulo cuatro). También es recomendable la práctica diaria de ejercicios respiratorios y alguna forma de meditación. En el capítulo ocho aparecen algunas sugerencias.

Si desea información más pormenorizada sobre cómo mantenerse en forma durante y después del embarazo, tal vez quiera echar un vistazo a mi libro titulado *Yoga para la embarazada (ver* Bibliografía).

Descargar una espalda cansada

Hay varias patologías que hacen que los que las sufren se sientan generalmente bajos de energía y con la espalda fatigada. La primera que se me ocurre es la encefalomielitis miálgica, también conocida como SFC (síndrome de fatiga crónica). Se trata de una patología en la que las funciones normales corporales y del sistema nervioso central se han visto perturbadas y trastornadas. Existen dos escuelas de pensamiento acerca de las causas: una afirma que se trata de una infección vírica persistente debido a la falta de eficacia del mecanismo inmunitario normal; la otra dice que se trata de una infección vírica persistente que desencadena una respuesta inmunitaria anormal. Sea cual fuere su causa, el caso es que la fatiga es uno de los síntomas que se presenta con más frecuencia.

El LES (lupus eritematoso sistémico o «lupus») es otra patología que tiende a restringir la actividad. El lupus es a veces clasificado como una enfermedad autoinmune, como si el cuerpo se volviese contra sí mismo. También ha sido descrita como enfermedad del colágeno. El colágeno es la sustancia intercelular que mantiene unidas las células del cuerpo (*ver* capítulo uno). Cualquier cosa que afecte la integridad del colágeno del cuerpo provocará su debilitamiento. Las personas que padecen lupus suelen informar de molestias y dolores persistentes en las articulaciones tanto de la espalda como en otros lugares, y tienden a cansarse con facilidad.

La EM (esclerosis múltiple), otra condición debilitadora, es una patología crónica progresiva del sistema nervioso y de causa desconocida. Muchas personas con EM parecen poder vivir con normalidad, pero según va avanzando la enfermedad, la energía se ve afectada y la movilidad restringida.

Al envejecer tendemos a sentir más rápidamente la fatiga y el cansancio que cuando éramos jóvenes. También podemos dejar de ser tan móviles o activos. A menudo, la espalda es el primer lugar donde sentiremos los síntomas del envejecimiento.

La fatiga es un síntoma de advertencia. Indica que el cuerpo está cansado y debe descansar. Ignorar dicha advertencia es atraer problemas en forma de dolor o lesiones. Cuando sienta la espalda cansada, lo que necesita hacer es descansarla. Así de simple. Le serán de utilidad las posturas yacentes que aparecen descritas en el capítulo dos (Figs. 15-16, página 189), *La postura del niño* (Fig. 71-72, capítulo cinco, página 97), y su variación del capítulo siete (Figs. 78-79, páginas 101-102). También puede sentarse en una butaca que proporcione un sostén firme para la espalda, brazos y piernas. Mientras descanse, practique algún ejercicio respiratorio o de relajación como los descritos en los capítulos cuatro y ocho.

Para reforzar la espalda, y el abdomen, que proporciona afianzamiento a los músculos de la espalda, practique la versión básica de los ejercicios que aparecen en los capítulos seis y ocho, asegurándose de realizar un calentamiento apropiado, como se sugiere en el capítulo cuatro. Mantenga las piernas tonificadas practicando los ejercicios del capítulo siete. Unos tendones de la corva atrofiados aumentan el arco de la región lumbar, forzando indebidamente las estructuras vertebrales.

Si alguno de esos ejercicios le resulta demasiado difícil, entonces páselo por alto, o modifíquelo para que se adecúe a su estado particular. Los ejercicios de calentamiento para el cuello, los hombros y los tobillos del capítulo cuatro son fáciles y ayudan a prevenir la acumulación de tensión. *Bascular la pelvis* y *Presionar las rodillas* (capítulo cinco, páginas 82-86 y 89-90) tampoco son difíciles. *Levantar una pierna* (capítulo seis, páginas 117-118), y *La mariposa* (capítulo siete, páginas 124-125) también están entre los ejercicio más fáciles que tal vez le apetezca realizar.

Relaciones sexuales sin dolor de espalda

Son pocas las dolencias que interfieren totalmente con la intimidad física entre una pareja. Aunque uno de sus integrantes no se sienta suficientemente bien como para tener relaciones sexuales, el simple hecho de abrazarse entre sí puede ser una experiencia maravillosa.

Varias patologías, como las mencionadas en la sección previa, provocan que los que las padecen se cansen rápidamente. También pueden producir tirantez y articulaciones doloridas. Pueden causar dolor. El mismo miedo a sentir dolor puede hacer que disminuya el interés en el sexo: el miedo genera tensión y la tensión puede llegar a producir dolor.

Las personas que siguen un tratamiento a base de cortisona tienden a amoratarse la piel fácilmente y algunas desarrollan dolor de caderas. La cortisona también inhibe el deseo sexual o provoca que el otro miembro de la pareja se sienta culpable de poder causar alguna lesión. Uno de los cónyuges puede sentir la necesidad de gratificación del otro pero, al sentirse exhausto, será incapaz de satisfacer dicha necesidad. La otra persona puede sentirse negada o rechazada.

En cualquier caso en el que existen factores con el potencial de dañar las relaciones sexuales, es de vital importancia que la pareja intente comprender los sentimientos del otro. Es esencial que se discutan con sensibilidad todas las aprensiones, miedos y sentimientos de culpa existentes. No dude en buscar ayuda profesional si fuese necesario. El descenso del grado de ardor sexual no significa falta de amor o interés, pero eso debería quedar muy claro.

Mantenga abiertos todos los canales de comunicación. Realice ajustes. Muéstrese considerado. Recuerde: padecer una enfermedad crónica o envejecer no significa necesariamente que la actividad sexual tenga que ser reprimida o eliminada.

AJUSTES POSTURALES

Las parejas que gozan de una relación cálida y cariñosa siempre hallarán la manera de superar los obstáculos sexuales. De hecho, se dice que el orgasmo desencadena una liberación de cortisona natural, que puede ser de ayuda a la hora de reducir el dolor (la cortisona es una hormona producida por la corteza, o parte externa, de las glándulas suprarrenales, situadas por encima de los riñones).

Si padece de tensión en las facetas articulares, probablemente estará mejor tendido sobre la espalda, con su pareja encima. Si siente un ataque de dolor durante el coito, intente bascular ligeramente la pelvis *(ver* Fig. 47, página 82) para reducir la curva de la región lumbar y disminuir la presión ejercida sobre las articulaciones.

Los movimientos de empuje del coito puede actuar como un ejercicio de movilización cuando se está tendido en posición supina. Son un reminiscente de *Bascular la pelvis* (Fig. 47, pág. 82). Las rodillas deberán estar flexionadas, y las plantas de los pies, planas sobre el lecho o el lugar donde esté tumbado. Si adopta la postura «a gatas», con su pareja por detrás, los movimientos de balanceo pélvico son parecidos a los del *Esti-*

ramiento felino (Fig. 44, página 81). Cerciórese de no acentuar el arco cóncavo de la espalda. La postura «a gatas» también sería beneficiosa en caso de que a usted le gustase yacer de espaldas pero su pareja fuese mucho más pesada que usted.

Otra postura recomendada para las mujeres es intentar una que recuerde a *Presionar las rodillas. Variación II (ver* capítulo cinco, Fig. 58, página 90), omitiendo el paso 4 de las instrucciones y manteniendo la cabeza plana. La pareja se arrodilla, y la mujer evita así el peso del cuerpo del hombre. Ella o su pareja pueden sostener sus piernas dobladas. Un poco de experimentación y creatividad les enseñará rápidamente a ambos cuál es la postura más conveniente.

Si padece problemas de espalda, intenten yacer de costado, colocando los brazos de manera que estén cómodos.

Un hombre con dolor de espalda puede estar más cómodo sentado en una silla que tendido en el suelo. La mujer puede entonces sentarse a horcajadas y ser el participante más activo. En esta situación también son muy asequibles los ejercicios de basculación de la pelvis.

El siguiente es un pequeño ejercicio que, aunque no pone en juego los músculos de la espalda, sí que es muy útil para que las mujeres lo practiquen de forma regular. Tonifica el perineo, la zona inferior del torso, entre las piernas, mejorando el sostén de los órganos pélvicos.

Respire con naturalidad. Al espirar, contraiga la vagina y el ano. Mantenga la tirantez hasta que haya finalizado la espiración. Inspire y relájese. Repita el ejercicio una vez más ahora y en otra ocasión más tarde.

Puede realizar este ejercicio perineal casi en cualquier lugar porque nadie puede ver qué está haciendo. Puede hacerlo durante la relación sexual para aumentar el placer de su pareja.

Otros ejercicios que vale la pena practicar de forma regular para mantenerse en forma sexualmente son: *Torsión en el suelo* (Fig. 24, página 64), la serie de *Estiramiento felino* (Figs. 42-45, páginas 80 y 81), *La mariposa* (Figs. 97-98, páginas 124-125) y *Estirar las piernas abiertas*, descrito en este capítulo en la página 184.

Modifique cualquiera o todos esos ejercicios para que se ajusten a su situación particular.

Consulte las bibliotecas y librerías locales en busca de libros que propicien unas relaciones sexuales mutuamente satisfactorias. Algunos están especialmente escritos para personas con problemas motores. Todos subrayan la importancia de una buena comunicación a través del hablar, el escuchar, el tacto y otras formas de ternura. Consulte también con las asociaciones de distrito por si contasen con folletos acerca del tema.

Respaldo

CONSEJOS PARA EL CUIDADO DE UNO MISMO Y PARA PREVENIR EL DOLOR DE ESPALDA

Los médicos y otros profesionales de la salud insisten en la responsabilidad personal sobre el cuidado de la espalda. Ponen de manifiesto la importancia de poner en práctica buenos hábitos posturales en la vida cotidiana, y de ejercitarse regularmente a fin de controlar los problemas de espalda y no al contrario.

La información de fondo presentada en este libro, junto con las instrucciones e ilustraciones de los ejercicios, le proporcionan unos recursos básicos para cuidar de su espalda de manera inteligente. Los consejos adicionales que aparecen a continuación complementan la información ofrecida en los capítulos precedentes.

* Si siente llegar un espasmo vertebral, tiéndase en el suelo, colocando un cojín bajo la cabeza y los glúteos como sostén y descanse las piernas en una silla. Coloque los glúteos tan lejos de la silla como sea posible, formando un ángulo recto entre el tronco y los muslos.

• Si le duele la espalda, aplíquese una bolsa de hielo en la zona dolorida durante 15 minutos cada cuatro o seis horas. Eso anestesiará la parte afectada, minimizará la inflamación y el dolor y evitará que la hinchazón vaya a más.
• Si siente la espalda rígida, pruebe con calor. Una almohadilla eléctrica o una bolsa de agua caliente aplicada en la zona rígida, o tomar un baño o ducha caliente, le proporcionará cierto alivio.

- Un masaje de vez en cuando es estupendo para una espalda dolorida. Ayuda a incrementar el flujo sanguíneo hacia la zona afectada, a relajar los músculos y disminuir el dolor.
- Cuando los músculos o articulaciones están inflamados o duelen, deben descansar para aliviar la incomodidad y permitir su recuperación.
- Evite cruzar las piernas. Es una postura que echa la pelvis demasiado hacia adelante y aumenta la lordosis (curvatura de la columna vertebral de convexidad anterior, como sucede en la región lumbar). Eso provoca tensión en la espalda. Siempre que se siente en una silla, intente tener las rodillas a la misma altura —o ligeramente por encima— de las caderas.
- Si tiene que leer en la cama, siéntese erguido y coloque una almohada bajo las rodillas para equilibrar la presión sobre la región lumbar. Si lee tumbado, la tensión que se acumule en el cuello puede provocar cambios degenerativos en las cervicales (zona del cuello) y una dolorosa artritis.
- Lleve al niño tan pegado a su propio cuerpo como sea posible o bien contra el hombro.
- No se doble para hacer las camas. Descanse una rodilla flexionada sobre el lecho, y si puede apóyese con una mano para aliviar la presión sobre la espalda.
- Sujétese el abdomen con las manos cuando tosa o estornude.
- No sobrecargue su maletín.
- Lleve el mínimo de equipaje y que pese poco. Compre bolsas con correas de bandolera, o mejor con carrito.
- Halle maneras de ejercitarse durante el transcurso de su trabajo cotidiano: lleve informes y carpetas de una oficina a otra siempre que pueda; suba y baje escaleras en lugar de utilizar el ascensor; aparque el automóvil a cierta distancia de su destino para tener que andar. El ejercicio quemará el exceso de tejido graso, mejorará la circulación sanguínea y el tono muscular, manteniendo una buena movilidad. Todo ello es esencial para la salud de la columna vertebral.
- Acuclíllese para ordenar cajones del escritorio o de los armarios (*ver* Fig. 10, página 26). No se doble hacia delante.
- **Recuerde los cinco puntos básicos sobre la espalda: ejercicio regular, mecánica funcional apropiada** (*ver* **páginas 21-39**), **descanso adecuado, buena alimentación y peso controlado, y un control eficaz del estrés.**

Glosario

Analgésico
Remedio que alivia el dolor.

Anestesiar
Insensibilizar al dolor.

Anillo lateral
Capa de cartílago que recubre las superficies superior e inferior de los discos intervertebrales.

Antiácido
Agente que neutraliza la acidez, sobre todo en el tracto gastrointestinal.

Antioxidante
Agente que previene o inhibe la oxidación (proceso de una sustancia al combinarse con oxígeno).

Articulación
Lugar de unión entre dos o más huesos.

Articulaciones sacroilíacas
Las articulaciones formadas por los huesos sacros e ilíacos.

Cervical
Perteneciente a la región del cuello.

Cíclico
Periódico; que sucede en ciclos.

Cifosis
Referente a la curvatura anormal con prominencia dorsal de la columna vertebral.

Colágeno
Proteína estructural integrante de la sustancia intercelular, que aparece en forma de fibras y está presente en el tejido conjuntivo, incluyendo huesos, ligamentos y cartílago.

Columna vertebral
Espinazo, espina dorsal.

Cuadríceps
Músculo alargado de la parte delantera del muslo.

Disco intervertebral
Disco ancho y plano de fibra cartilaginosa que separa las vértebras.

Dorsal
Relativo a la espalda.

Enzima
Un complejo proteínico capaz de inducir cambios químicos en otras sustancias sin que ello le afecte.

Epidemiológico

Relativo al estudio de las epidemias (aparición de una enfermedad infecciosa que ataca a muchas personas al mismo tiempo en la misma zona geográfica).

Espondilólisis

Desajuste de una estructura vertebral.

Espondilolistesis

Deslizacimiento de la vértebra lumbar inferior sobre el sacro.

Esquelético

Relativo a la estructura ósea corporal.

Facetas

Superficies óseas de la parte trasera de una vértebra que encajan con superficies similares de las vértebras vecinas y que guían sus movimientos.

Facetas articulares

Están conformadas por las facetas vertebrales *(ver* anterior).

Ginecológico

Relativo al estudio de patologías femeninas.

Glándulas endocrinas

Glándulas cuyas secreciones (hormonas) van a parar directamente a la sangre y que son transportadas a todas las zonas del cuerpo.

Inmune

Protegido contra la enfermedad.

Linfa

Fluido alcalino que se halla en los vasos linfáticos.

Lordosis
Referente a la curvatura vertebral de convexión anterior. La curvatura normal de la región lumbar del espinazo es lordótica.

Matriz (ósea)
La sustancia intercelular a partir de la que se desarrolla el hueso.

Ortopedia
Prevención o corrección de deformidades, sobre todo de la estructura ósea corporal.

Osteoporosis
Porosidad ósea. Una patología caracterizada por la pérdida de masa ósea y el deterioro estructural del tejido óseo.

Prono
Echado sobre el vientre. Lo contrario de supino.

Respiración
El acto de respirar; inspirar y espirar.

Respuesta inmunitaria
Reacción del cuerpo frente a sustancias extrañas o consideradas extrañas.

Sacro
Relativo al sacro, el hueso triangular situado en la parte posterior de la pelvis. Está constituido por cinco vértebras fundidas.

Supino
Echado sobre la espalda, boca arriba. Lo contrario de prono.

Sintetizar
Utilizar elementos para producir compuestos. El proceso de transformación.

Tendones de la corva
Tres músculos situados en la cara posterior del muslo. Flexionan la pierna y aducen (tiran hacia la línea media del cuerpo) y estiran el muslo.

Torácico
Relativo al pecho.

Torsión
Fuerza que produce un movimiento giratorio.

Vértebra
Cualquiera de los 33 huesos que conforman la columna vertebral.

Vísceras
Órganos encerrados en una cavidad, en especial los órganos abdominales.

Bibliografía

Abraham, Edward A., *Cómo liberarse del dolor de espalda*, Edaf, Madrid, 1989.

Airola, Paavo, *Dr. Airola's Handbook of Natural Healing. How to Get Well*, Health Plus Publishers, Phoenix, Arizona, 1974.

Aladjem, Henrietta, *Understanding Lupus: What it is. How to treat it. How to cope with it*, Charles Scribner's Sons, Nueva York, 1982.

Atkinson, Holly, *Women and Fatigue*, G.P. Putnam's Sons, Nueva York, 1985.

Barnard, Neal, *Alimentos que combaten el dolor*, Paidós Ibérica, Barcelona, 1999.

Benson, Herbert, *The Relaxation Response*, William Morrow, Nueva York, 1975.

Black, Joyce M., y Matassarin-Jacobs, Esther, *Luckmann and Sorensen's Medical-Surgical Nursing* (4.ª ed.), W.B. Saunders, Filadelfia, 1973.

Brena, Steven F., *Yoga and Medecine*, Penguin Books, Baltimore, Maryland, 1973.

Caillet, Rene, *Low Back Pain Syndrome* (3.ª ed.), F.A. Davis Company, Filadelfia, 1981.

Caruth, Fran, y Thompson, Flora, *Transfer and Lifting Techniques for Extended Care*, «Transfer Manual», P.O. Box 1341, Postal Station A, Vancouver, Canadá, 1983.

Colbin, Annemarie, *Fod and Our Bones*, Penguin Putnam, Nueva York, 1998.

Corbin, Charles B., y Lindsey, Ruth, *Concepts of Physical Fitness with Laboratories* (7.ª ed.), Wm. C. Brown Publishers, Dubuque, Iowa, 1991.

Davis, Adelle, *Let's Eat Right to Keep Fit*, New American Library, Nueva York, 1970.

Deyo, Richard A., «Fads in the Treatmente of Low Back Pain» *The New England Journal of Medicine, vol. 325*, n.º 14, 3 de oct. de 1991, pp. 1.039-1.040.

Faelton, Sharon, y los editores de *Prevention Magazine, The Complete Book of Minerals for Health*, Rodale Press, Emmaus, Pennsylvania, 1981.

Fahrni, W. Harry, y Orth, M. Ch., *Backache Relieved Through New Concepts of Posture*, Charles C. Thomas, Springfield, Ill., 1966.

Fardon, David F., *Osteoporosis: Your Head Start on the Prevention and Treatment of Brittle Bones*, Macmillan, Nueva York, 1985.

Fine, Judylaine, *Conquering Back Pain. A Comprehensive Guide*, Prentice Hall Press, Nueva York, 1987.

Fromm, Erich, *El arte de amar*, Paidós Ibérica, Barcelona, 2000.

Gaby, Alan R., *Preventing and Reversing Osteoporosis*, Prinia Publishing, Rocklin, California, 1994.

Gulledge, A. Dale (ed.), «Depression and Chronic Fatigue», *Primary Care Clinics in Office Practice*, vol. 18, n.º 1, 2 de junio de 1991, W.B. Saunders, Filadelfia, 1991.

Hall, Hamilton, *The Back Doctor*, McClelland and Stewart-Bantam, Toronto, 1980.

Hausman, Patricia, *The Calcium Bible*, Rawson Associates, Nueva York, 1985.

Hewitt, James, *The Complete Yoga Book*, Schocken Books, Nueva York, 1977.

Hittleman, Richard, *Yoga: The 8 Steps to Health and Peace*, Bantam Books, Nueva York, 1976.

Imrie, David, y Barbuto, Lu, *The Back Power Program*, Stoddart Publishing, Toronto, 1988.

Kaufmann, Klaus, *Silica. The Forgotten Nutrient*, Alive Books, Burnaby, Canadá, 1990.

Kounovsky, Nicholas, *The Joy of Feeling Fit*, Pelham Book, Londres, 1990.

Kraus, Hans, *Backache, Stress and Tension*, Simon and Schuster, Nueva York, 1965.

Lagerwerff, Ellen, y Pelroth, Karen A., *Mensendieck Your Posture and Your Pains*, Anchor Press/Doubleday, Nueva York, 1973.

Lauersen, Niels H., y Stukane, Eileen, *PMS, Premenstrual Syndrome and You*, Pinnacle Books, Nueva York, 1983.

Leboyer, Frédérick, *Por un nacimiento sin violencia*, Daimon, Barcelona, 1974.

Liang, Matthew H. (ed.), «Musculoskeletal Pain Syndromes», *Primary Care. Clinics in*

Office Practice, vol. 15, n.º 4, dic. de 1988, W.B. Saunders, Filadelfia, 1988.

Livingston, Michael, *Beyond Backache. A Personal Guide to Back and Neck Pain Relief*, Libra Publishers, San Diego, California, 1988.

McCaffrey, Margo, y Beebe, Alexandra, *Pain: Clinical Manual For Nursing Practice*, The C. V. Mosby Company, San Luis, 1989.

McKenzie, Robin, *Treat Your Own Back* (4.ª ed.) Spinal Publications Ltd, Walkanae, Nueva Zelanda, 1988.

Mindell, Earl, *Todo sobre las vitaminas*, Grupo Editorial Ceac, Barcelona, 1996.

—, *Earl Mindell's Pill Bible*, Bantam Books, Nueva York, 1984.

Natow, Annette, y Heslin, Jo-Ann, *Nutrition for the Prime of Your Life*, McGraw-Hill, Nueva York, 1983.

Nicolas, James A., y Hershman, Elliott B. (eds.), *The Lower Extremity and Spine in Sports Medicine*, vol. 2, C.V. Mosby, San Luis, 1986.

Noble, Elizabeth, *Essential Exercises for the Chilbearing Year*, Houghton Mifflin, Boston, 1976.

Pelletier, Kenneth, R., *Mind as Healer, Mind as Slayer*, Dell Publishing, Nueva York, 1977.

Phillips, Robert H., *Coping With Lupus*, Avery Publishing, Nueva Jersey, 1984.

Schatz, Mary Pulling, *Back Care Basics*, Rodmell Press, Berkeley, California, 1992.

Schneider, Johannes, «Silica. A vital element for good health». *Alive Canandian Journal of Health & Nutrition*, n.º 80, pp. 13-15.

Shreeve, Caroline, *The Alternative Dictionary of Symptoms and Cures*, Century Hutchinson, Londres, 1986.

Stanton, Rosemary, *Eating for Peak Performance*, Allen & Unwin, Sydney, 1988.

Stroebel, Charles F., *The Quieting Reflex*, Berkeley Books, Nueva York, 1983.

Tanner, John, *Cómo vencer el dolor de espalda*, Temas de Hoy, Madrid, 1988.

Tessman, Jack R., *My Back Doesn't Hurt Anymore*, Quick Fox, Nueva York, 1980.

Turner, Roger Newman, *Banish Back Pain. Effective self-help with the aid of simple home remedies*, Thorsons Publishers, Wellingborough, Inglaterra, 1989.

Van Straten, *The Complete Natural-Health Consultant*, Prentice-Hall Press, Nueva York, 1987.

Yoga para aliviar el dolor de espalda

Weller, Stella, *Yoga para la embarazada*, Plaza & Janés, Barcelona, 1985.

—, *Períodos sin dolor: medios naturales para problemas de menstruación*, Edaf, Madrid, 1988.

—, *Yoga Therapy*, Thorsons, Londres, 1995.

—, *Yoga for Long Life*, Thorsons, Londres, 1995.

—, *Well Being for Women* , Thorsons, Londres, 1995.

—, *Respirar bien para vivir mejor*, Oniro, Barcelona, 2000.

White, Augustus, A., *Your Aching Back. A Doctor's Guide to Relief*, Bantam Books, Nueva York, 1983.

Woolf, Anthony D., y Dixon, Allan St. John, *Osteoporosis: A Clinical Guide*, J.B. Lippincott, Filadelfia, 1988.

Workers's Compensation Board of British Columbia, *Back Talk. An Owner's Manual for Backs*, Workers's Compensation Board of Canada, Columbia Británica, Canadá, 1987.

Yogendra, Sitadevi, Smt, *Yoga Simplified for Women*, The Yoga Institute, Santa Cruz, Bombay, 1972.